Dedicado a mis hijos Shawn y Brian, ya que fueron mis mejores maestros. A mi esposo Miguel, por apoyar mi maternidad y lactancia al máximo. Y a todas esas madres y criadores que de una forma u otra compartimos y aprendimos las unas de las otras. ¡Gracias por permitirme ser parte de sus vidas!

Tabla de Contenido

Introducción Para Lactar y Trabajar

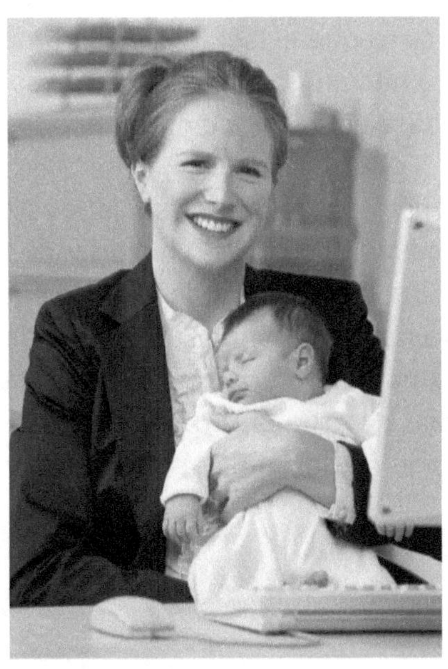

Las madres y las personas que crían siempre han trabajado...quizás no de la manera tradicional en la que se considera "trabajar" hoy en día; pero no hay quien niegue que trabajar en el hogar es igual o más laborioso que trabajar fuera de él. En el siglo 21 son más y más madres y criadores los que tienen que dividirse entre la familia, el hogar y el trabajo...y en esto se incluye la crianza. Mientras que hace unos 30 años atrás la persona que por lo general lactaba era el ama de casa, estudios demuestran que los porcentajes de lactancia más altos hoy en día son de aquellas lactantes que trabajan fuera del hogar.

Pero nadie dijo que lactar y trabajar era fácil...si este es tu caso, tenlo por seguro que habrá días en que te preguntarás si vale la pena; desarrollarás una relación de amor-odio con la máquina extractora de leche; y por si fuera poco, prepárate para los famosos comentarios negativos e ignorantes de los compañeros de trabajo. Pero si tienes claro que el lactar es importante, tanto para ti como para tu bebé, uno hace lo que sea por continuar esta hermosa tarea que solamente tú puedes brindar.

Puede que pienses que lactar y trabajar es sumamente difícil; o quizás hayas escuchado historias de "horror" sobre lo difícil que es extraerse la leche, o encontrar el momento para hacerlo. Si no estás segura de que deseas continuar amamantando una vez regreses al trabajo, date al menos 30 días de prueba. Yo te aseguro que con los consejos que aquí te daremos tú también lo lograras. ¡Éxito!

Razones que debes Considerar

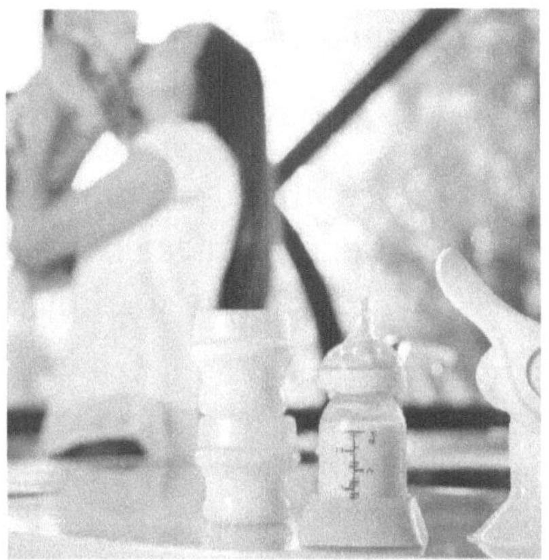

Nadie dijo que lactar y trabajar es algo fácil. Definitivamente se necesita compromiso para lograrlo. Sin embargo, existen muchas razones positivas que vale la pena considerar.

❖ Se continúa disfrutando de ese enlace y ese apego que solo comparten las parejas lactantes.

❖ Los infantes lactados son más saludables y se enferman un 80% menos que los infantes no lactados. Esto significa menos días de ausencia en el trabajo para perder el tiempo en una sala de pediatría con un infante enfermo. Estudios demuestran que las lactantes que trabajan se ausentan a sus trabajos hasta 6 veces menos que las que alimentan con fórmula.

❖ La lactancia ahorra mucho dinero a la familia lactante. Aun comprando la máquina extractora más costosa en el mercado, esto a la larga es más económico que alimentar con formula al bebé.

❖ El proceso de extracción y almacenamiento hace sentirse cerca del bebé, aun con el distanciamiento.

❖ Ya que solo la lactante puede brindar de su leche al infante, se mantiene el enlace entre la pareja lactante. No hay cuido que sustituya a una persona lactante.

❖ Se disfruta de la conveniencia y acercamiento de la lactancia en las horas que la pareja lactante están juntos.

Beneficios de la Lactancia para el Patrono

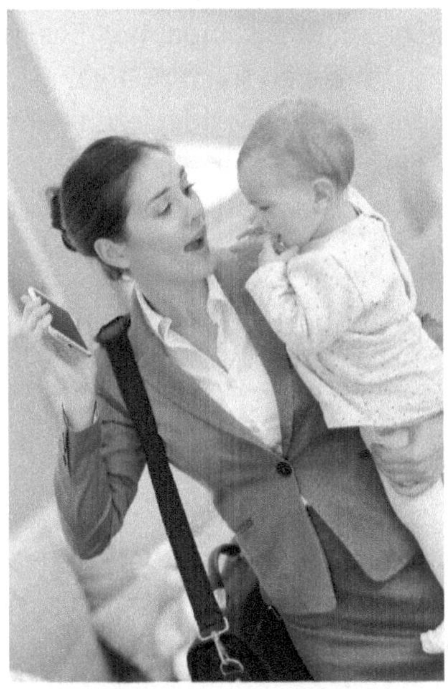

Con la gran alza en el número de mujeres y criadores en la fuerza laboral los patronos deben considerar qué facilidades dentro del lugar de trabajo facilitan el proceso de lactancia a sus empleados. Lo ideal sería que tanto el patrono como los demás empleados se educaran sobre el amamantamiento. De igual forma, se le debe proveer a la lactante un lugar adecuado donde la lactante pueda extraerse la leche o amamantar a su infante si fuese necesario.

Nuestra fuerza trabajadora se nutre de personas en edad reproductiva, que para muchas compañías constituye la mayoría de sus empleados. Cuando una persona regresa de sus días por maternidad, esta no solo desea ser productiva, sino que también desea continuar los enlaces que creó con su infante. Por esto tantas personas hoy en día escogen el amamantar a sus infantes como método de alimentación. Estas conocen que al amamantar a sus infantes, estos crecen más saludables. Si el patrono promueve y la lactancia en su compañía, esto le ayuda a formar una empleada ideal, es decir, una empleada más saludable, agradecida y con niveles bajos de ausentismo. Todo esto gracias a los beneficios que provee el amamantamiento.

Cientos de estudios evidencian que para el patrono la lactancia es costo efectivo, ya que:

❖ Se disminuye el ausentismo
❖ Se reducen los costos médicos
❖ Aumenta la productividad del empleado
❖ Realza la imagen del patrono con sus empleados como un patrono considerado
❖ Reduce la tasa de renuncias

Pasos para Lactar y Trabajar

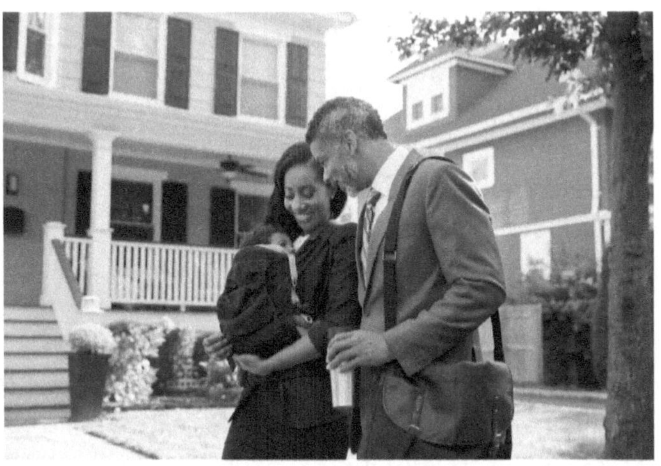

<u>Antes del Parto</u>

- ❖ Primero que nada, se recomienda a toda gestante que desea amamantar ponerse en contacto con personas expertas en el campo del amamantamiento (consultoras de lactancia IBCLC, consejeras de lactancia comunitarias, educadoras de parto, etc.). Mientras más conocimiento se obtenga durante la gestación, más fácil se hará iniciar la lactancia, como también continuar lactando una vez se retorna al trabajo.

- ❖ También se recomienda informar al patrono de antemano las intenciones de continuar amamantando una vez se incorpore al trabajo. Esto le dará suficiente tiempo al patrono para hacer los cambios y ajustes necesarios para ofrecerte el tiempo y espacio que corresponde.

❖ Si el lugar de trabajo no cuenta con un salón de lactancia, se recomienda buscar un lugar potencial donde se pueda extraer la leche una vez se incorpore al trabajo. Este lugar debe ser **limpio, privado y con una silla cómoda**. Si se tiene planificado utilizar una máquina de extracción eléctrica, se debe verificar que el lugar tenga facilidades eléctricas. Del lugar de trabajo no contar con un refrigerador, entonces se puede adquirir una nevera portátil con hielo.

❖ Ponerse en contacto con otras personas lactantes que han logrado lactar luego de regresar al trabajo. Estas son las verdaderas "expertas" en el tema de lactar y trabajar. Esto puede ser a través de grupos de apoyos comunitarios, virtuales, etc.

❖ Comunicar al médico de cabecera las intenciones de lactar; y recordárselo luego del parto.

❖ Escoger un pediatra que esté de acuerdo y apoye la lactancia.

❖ Considerar tomar el más tiempo posible de días de maternidad disponible. Si es posible, se puede considerar añadir el periodo de vacaciones acumulado. Mientras más tiempo se pueda estar con el bebé, más fácil se hará el proceso de lactancia una vez se incorpore al trabajo. También se puede considerar unas vacaciones sin paga, claro está, siempre y cuando le sean costo-efectivo (económicamente hablando).

<u>**Preparándose para regresar al trabajo**</u>

❖ Una vez nace el bebé, se recomienda seguir los pasos para lograr una lactancia exitosa (educarse durante la gestación, comenzar la lactancia temprano y frecuente, alojamiento en conjunto con bebé en el hospital, no ofrecerle al bebé biberones, rechazar las muestras de fórmula, asistir a los grupos de apoyo comunitarios o virtuales, etc.). Todo esto es de suma importancia para lograr éxito en la lactancia. Es importante lactar frecuentemente al bebé ofreciendo ambos pechos (el limitar a un pecho por tetada o alimentación disminuye la producción de leche, y solo se recomienda en casos de sobreproducción de leche).

❖ Se recomienda que al menos 3 semanas antes de regresar al trabajo se comience el proceso de extraer y almacenar la leche.

❖ Una sugerencia para comenzar el banco de leche es el de almacenar aproximadamente 6 onzas (180 mL) de leche extraída por día (esto se puede lograr en varias sesiones de extracción durante el día). De esta forma, en 10 días se lograría almacenar 60 onzas (1,800 mL) que muchas recomiendan como la cantidad ideal para el banco de leche. Sin embargo, si el tiempo se lo dispone, es mucho más fácil ir haciendo el banco de leche **poco-a-poco;** por ejemplo, si se tienen cuatro semanas para reintegrarse al trabajo, con extraerse y almacenar 2 onzas (60 mL) al día; en 30 días ya se tendrían las 60 onzas (1,800 mL) del banco de leche.

❖ El banco de leche NO es la leche que se utilizará una vez se retorne al trabajo; sino que se debe considerar como una "**cuenta de ahorro**". Lo que sí se recomienda que una vez la persona se reintegre al trabajo, esta se proponga extraerse el día antes toda la leche que el infante tomará al otro día. Esta es una forma de evitar agotar la leche del banco, la cual se debe solo utilizar en emergencias (cuando lo que la persona se extrae no es suficiente para el otro día), y tratar de reponer la leche que se tomó del banco en los días libres. De esta forma es más difícil el "quedarse sin leche".

❖ Muchas lactantes encuentran que es más fácil extraerse leche de un lado mientras amamantan del otro. Sin embargo, hay personas que dicen que esta práctica deja al infante insatisfecho y terminan ofreciéndole la leche que se extrajeron. Otra alternativa es considerar extraerse la leche inmediatamente después de haber lactado al infante. Al principio la cantidad de leche no será mucha; pero con el tiempo el cuerpo pensará que necesita más demanda, aumentando la producción de leche. También se puede considerar utilizar el recolector de leche de silicona, o los caparazones para recolectar la leche.

❖ El mejor horario para extraerse la leche es durante las mañanas y el medio día (aunque la persona se puede extraer la leche en cualquier momento en que a esta le sea factible). Se recomienda la extracción para hacer el banco de leche temprano en el día, ya que este es el momento en que la prolactina (la hormona que aumenta la producción de leche) se encuentra más alta, ya que tiende a aumentar con el sueño y descanso. Ya pasado el mediodía, el cuerpo se siente agotado y la producción tiende a ser menos abundante que en las mañanas.

❖ Es normal que las primeras veces que se practique la extracción de leche la persona no extraiga una cantidad abundante de leche. Hay que tener en cuenta que la extracción de leche no mide la producción de leche. El tiempo y la practica es lo que ayuda a que la persona logre extraerse mucha más cantidad de leche.

❖ Se recomienda considerar el adquirir una máquina de extracción doble de alta calidad. Las máquinas de extracción de leche más pequeñas por lo general no tienen la capacidad de mantener la producción de leche a largo plazo. Además, con la extracción doble se vacían ambos senos a la vez, ayudando así a completar una sesión de extracción de leche en tan solo 15 minutos. También hay estudios que demuestran que la extracción doble aumenta los niveles de prolactina, lo cual aumenta y mantiene la producción de leche.

❖ Se recomienda esperar para introducir el biberón hasta que el bebé tenga 4-6 semanas de nacido (para evitar la confusión de mamadera); pero por otra parte no se recomienda que se pase de la sexta semana para introducir el biberón, ya que la confusión de mamadera puede ocurrir a la inversa.

❖ Para evitar que el bebé llegue a preferir el biberón al pecho, se recomienda escoger mamaderas de flujo lento, ya que su flujo es más parecido al del pecho. Los bebés se deben mantener en flujo lento no importa la edad. Las biberones que regalan con las muestras de fórmula son fatales para los bebés lactados ya que están diseñadas para bebés prematuros, y su flujo es demasiado rápido.

❖ También se recomienda que la persona que le va a ofrecer el biberón practique la **alimentación pausada**. Hay varios videos en el internet que explican este tipo de alimentación con biberón.

❖ Por último, se recomienda que se practique dejando al infante con la persona que lo va a cuidar. No se recomienda que el primer día de cuido sea el mismo día que la persona se incorpora al trabajo. Se recomienda comenzar dejando al infante unas cuantas horas con la persona que lo va a cuidar, y poco a poco ir aumentando el tiempo. También se recomienda que una semana antes se practique pretendiendo que es el primer día de trabajo, haciendo todo lo que regularmente se hace (maquillarse, vestirse, llevar al infante al cuido, extraerse la leche varias veces durante el día, etc.).

<u>**Una vez en el trabajo**</u>

- ❖ Se recomienda considerar regresar al trabajo un miércoles en lugar de un lunes. Esto ayuda a que la pareja lactante se ajuste mejor a la nueva rutina.

- ❖ Si es posible, se recomienda amamantar al infante antes de llevarlo al lugar de cuido y tan pronto se regrese del trabajo. De ser posible, se puede dar el pecho a la hora de almuerzo. De esta forma se ahorran varios biberones.

- ❖ De no ser posible dar el pecho durante las horas de trabajo, se recomienda la extracción al menos 3 veces al día—media mañana, medio día, y tarde. Pero hay que tener claro que esto no va de acuerdo con la demanda del bebé, ya que es muy probable que el bebé tome leche más de 3 veces en el horario de cuido. Por eso es por lo que muchas lactantes han adquirido equipo especial como el adaptador para el encendedor del auto y un sostén especial que aguanta las copas de la máquina extractora para extraerse discretamente en las horas de tráfico (mientras manejan), recolectores de leche, etc. De esta forma tienden a extraerse 5 veces al día en lugar de 3.

- ❖ Hoy en día hay en el mercado unas copas especiales que recogen la leche entre medio de extracciones. Lo importante es vaciar estas copas frecuentemente para así evitar la contaminación de la leche.

❖ Se recomienda que para el trabajo la persona se
vista teniendo en mente la extracción de leche. Es
más fácil lactar o extraerse la leche con conjuntos
de dos piezas.

❖ No se recomienda "saltar" sesiones de extracción,
ya que expone a sufrir de baja producción, ductos
tapados, mastitis y abscesos.

❖ Si por alguna razón hay que retrasar la extracción
de leche, es mejor extraerse la leche unos 5 a 10
minutos que saltar el periodo de extracción. Por
esta razón es recomendable llevar al trabajo una
máquina de extracción manual, en adición a la
eléctrica, en especial para estos momentos.

❖ Del lugar de trabajo no contar con un salón de
lactancia, al momento de extracción en otro lugar
(que no sea el baño), se pueden acomodar los
muebles de forma que se pueda tener privacidad.

❖ De haber otras compañeras de trabajo lactantes, se
puede considerar tomar los turnos de extracción al
mismo tiempo, para hacerse compañía, y darse
mutuo apoyo. Sin embargo, también hay personas
que prefieren la privacidad, y estar solas.

❖ El decorar el salón de lactancia con fotos de bebés
de los compañeros o hijos de los compañeros
ayuda a ganarse el apoyo de estos en cuanto a la
lactancia.

❖ El extraerte leche en las horas de trabajo ayuda a...
  ✓ producir más leche
  ✓ mantener la producción de leche
  ✓ que los pechos no se sientan incómodos
  ✓ prevenir las infecciones en los pechos
  ✓ prevenir el gotereo

❖ No se recomienda ofrecer biberón en los días en que se está con el bebé.

❖ Se recomienda dar el pecho en las tardes y en las noches. El dormir en proximidad al bebé facilita las alimentaciones nocturnas.

❖ Se recomienda que la persona lactante cuide de sus necesidades físicas y emocionales; ya que muchas veces estas se olvidan debido a la atención y el cuidado que requiere el infante. Es importante también salir, arreglarse, compartir con otras personas, etc.

❖ Es de gran ayuda el simplificar las tareas del hogar; a la vez que todos en el hogar tengan claro que tanto la crianza como el mantenimiento del hogar son tareas compartidas, y no solo de una persona.

❖ Por último, hay que tener en mente que el "sacrificio" que requiere la extracción de leche en horas laborables es relativamente por un corto periodo de tiempo. Una vez los infantes están adaptados a la alimentación complementaria, son muchas lactantes las que disminuyen o eliminan las sesiones de extracción, y aun así, continúan lactando.

Escogiendo una Máquina de Extracción

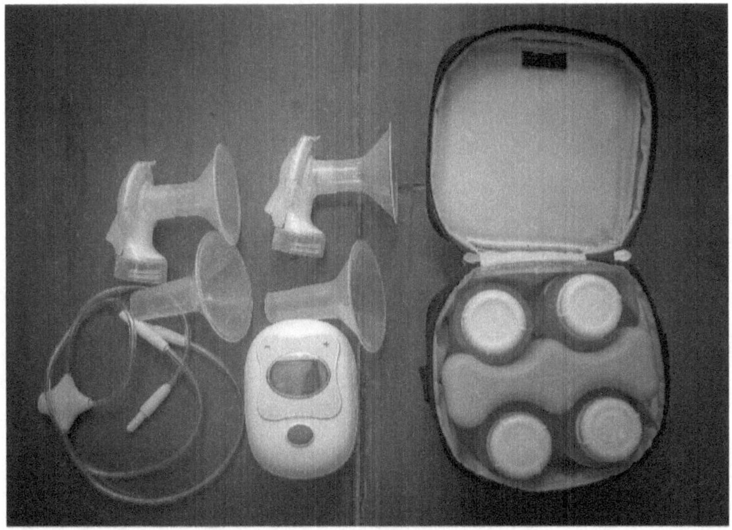

Hoy en día el contar con una máquina de extracción viene a ser el estilo de vida de toda lactante, especialmente si se trabaja fuera del hogar. Es por esto por lo que todo consejo que ayude a hacer de la extracción algo fácil está bienvenido.

❖ Lo ideal es consultar con un consultora de lactancia IBCLC, u otro profesional de lactancia sobre cual máquina de extracción es conveniente, ya que estos profesionales son la mejor fuente de información.

❖ Se recomienda invertir en una máquina extractora de alta calidad, donde se extraen ambos pechos a la vez, ya que disminuye el proceso de extracción a uno tan rápido como 15 minutos. Una máquina de extracción menos eficiente toma mucho más tiempo.

❖ Se recomienda comenzar el banco de leche entre 3 a 4 semanas antes de regresar al trabajo. Lo ideal es

contar con un banco de leche de un mínimo de 60
onzas (1,800 mL).

❖ El mejor momento para extraerse la leche es en las
mañanas, cuando la producción de leche y la prolactina
(hormona que afecta positivamente la producción de
leche) son mayores.

❖ Se deben leer y seguir las instrucciones que trae la
máquina en cuanto a la limpieza y esterilización de
esta. Por lo general los tubos o sondas de las máquinas
extractoras de leche NO se esterilizan, ya que solo pasa
aire por ellos; y aparte, si se mojan le tiende a dar
hongos.

❖ En el momento de extraerse la leche, se recomienda
sentarse buscar un lugar cómodo. Si es posible, la
persona se puede tomar unos minutos para relajarse,
respirar profundo, imaginarse al bebé, etc. Estas son
técnicas que ayudan con la bajada de la leche cuando
se practica la extracción.

❖ Algunas personas lactantes han mencionado que el
ingerir una infusión de manzanilla o una cucharadita de
agua de azahar minutos antes de la extracción las
ayuda a relajarse, muchas veces logrando que salga
más leche.

❖ Se recomienda utilizar la succión mínima en la máquina
de extracción. La succión debe ser parecida a la
succión de un infante. Si los pezones se resienten por
la succión de la máquina de extracción, eso significa
que la succión es demasiado fuerte; como también se

recomienda verificar si el diámetro de la copa de la
máquina de extracción es el correcto.

❖ Se recomienda que la rapidez de la succión de la
máquina de extracción debe estar en el número más
alto. Si se colocas la rapidez de la succión en un
número bajo, puede que la succión sea demasiado
larga y lastime (por lo general se utiliza la rapidez en
un número bajo cuando la bajada de leche es
demasiado fuerte).

❖ Las sesiones de extracción tienden a ser más efectivas
en cuanto a "veces" que en cuanto a "tiempo" Es
decir, varias sesiones de 10 a 15 minutos de extracción
son más efectivas que una sesión de 30 minutos (las
sesiones largas solo se recomiendan cuando no es
posible extraerse la leche con frecuencia).

❖ No se debe esperar a que los pechos estén duros para
extraerse la leche. Muchas personas hacen esta
práctica pensando que así su cuerpo está produciendo
más leche. Como la producción de leche es a
demanda, el resultado de esta práctica es a la larga,
una disminución en la producción de leche.

❖ No se debe caer en pánico si las primeras sesiones de
extracción no se extrae la cantidad de leche que se
esperaba (muchas personas creen que van a llenar el
biberón). Lo "normal" es extraerse 1 ½ onza (45 mL)
de cada pecho por sesión de extracción.

El peligro de usar máquinas extractoras de segundas manos

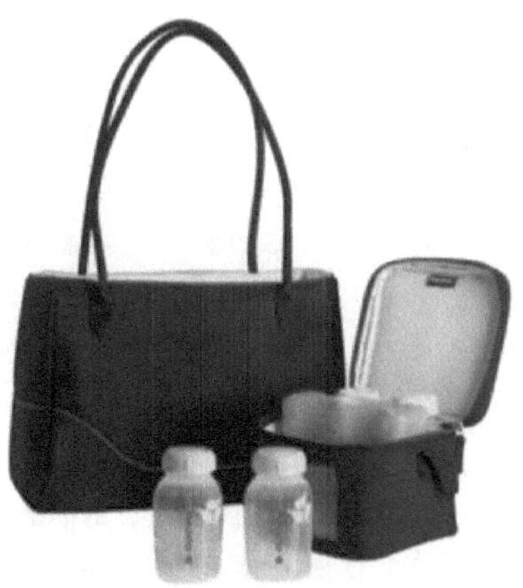

No hay persona en el mundo que niegue que haría lo que fuese por ahorrarse unos cuantos dólares. Todos tratamos siempre de adquirir productos de mayor calidad al precio más económico del mercado (y si es gratis, mucho mejor). Cuando nos encontramos en estado de gestación o reclén parimos, son muchos los familiares, amigos o compañeros de trabajo que con toda la buena intención del mundo nos ponen accesible el adquirir el equipo de extracción, ya sea prestado o vendiéndonoslo a un precio más económico. La mayoría de nosotros lo aceptamos rápidamente ya que nos ahorra unos cuantos dólares de todos los gastos que vienen con la llegada de un nuevo bebé.

Sin embargo, hay que tener en cuenta que el equipo de extracción, al igual que el cepillo dental, la ropa interior, los trajes de baño, los maquillajes, etc., está diseñado específicamente para uso personal. Debido a que las copas, las membranas, los biberones y los tubos (sondas) tienen contacto directo con la leche (y en muchos casos con sangre de pezones lacerados), esto aumenta el riesgo hacia la salud de la pareja lactante de ser infectados con hongos (candidiasis) o enfermedades virales potenciales tales como el VIH, Hepatitis B, Hepatitis C, citomegalovirus (CMV), entre otras. Este tipo de virus puede permanecer sin detectar por años, por lo cual no se recomienda que nos fiemos de que la persona de nuestra confianza se vea saludable. Aparte, los métodos caseros que utilizamos para limpiar y esterilizar el equipo no son confiables ni efectivos para destruir a estos patógenos.

Aun adquiriendo el equipo de uso personal, lo cual disminuye el riego, no lo elimina, ya que los patógenos pueden permanecer en el motor de la máquina, y transportarse a la leche del infante a través del aire que viaja por los tubos (sondas) hasta el motor. Esto es tan serio que el FDA (*Food and Drug Administration*), agencia gubernamental que regula todos los productos y alimentos que se encuentran en el mercado de los Estados Unidos, ha emitido un comunicado al respecto.

Mientras que las máquinas de extracción de calidad existentes en el mercado pueden ser costosas, el costo es mucho menor que el costo de un año de formula.

Escogiendo la copa correcta para la máquina de extracción

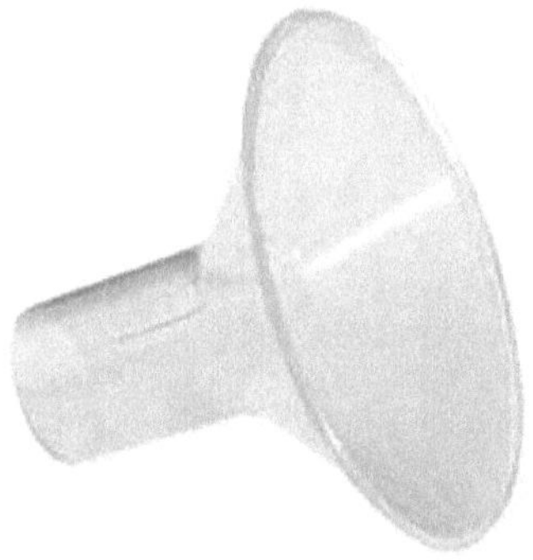

Hoy en día hay muchas graficas que enseñan como escoger la copa correcta para la máquina de extracción. También existen tutoriales que enseñan como escoger el tamaño de la copa correcto.

Aparte, hay que **fijarse primero en cómo se mueve el pezón dentro de la copa**. El pezón debe moverse libremente dentro de la copa, y no rozar con los bordes de la copa. También la succión debe halar parte de la areola dentro de la copa. Es de suma importancia **que la persona se sienta cómoda durante la extracción**. Si la extracción molesta o duele, puede ser que no se esté utilizando el tamaño de copa correcta. Si el pezón duele o se ve rojo luego de la extracción, también puede ser señal de que no se está utilizando el tamaño de la copa apropiado. También hay que tener en cuenta que quizás el **diámetro del pezón** de un pecho no necesariamente tiene que ser igual al pezón del otro lado; siendo necesario utilizar diferentes tamaños de copa en cada pecho.

Equipo útil para las personas que se extraen la leche

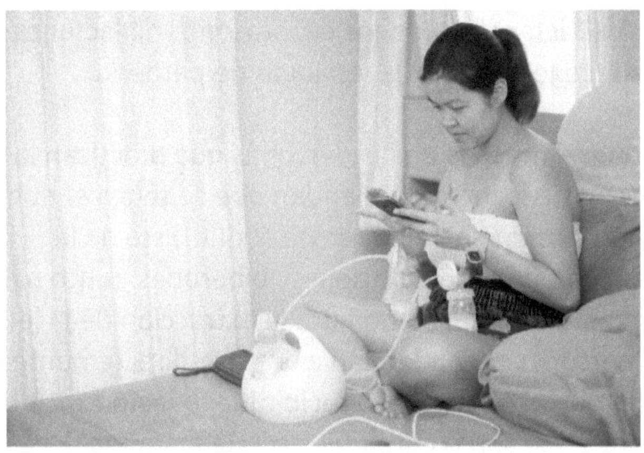

Aparte del equipo de extracción, que obviamente es necesario para practicar la extracción de leche por un periodo largo de tiempo, existen en el mercado muchos productos y accesorios que pueden facilitar el proceso bastante. Entre el equipo de ayuda se encuentra:

Sostén manos libres—este es un tipo de sostén que sujeta las copas de la máquina de extracción a los pechos mientras extrae la leche, permitiendo que la persona tenga las manos libres (para atender al infante, comer, trabajar, etc.).

Copas adicionales—muchas de las personas que practican la extracción de leche recomiendan tener idealmente cuatro "kits" de copas para la máquina de extracción. Dicen que esto facilita el lavar el equipo (lavar todos los equipos una o dos veces al día en lugar de estar lavando luego de cada extracción). También esto permite que el equipo se seque bien, ya que la succión no es la misma en un equipo mojado.

Caparazones para recoger la leche—el goterear leche puede ser una molestia común, en especial los primeros meses de lactancia. Con los caparazones de lactancia, se puede recoger esta leche, en lugar de perderla.

Biberones—muchas de las personas que practican la extracción de leche recomiendan que se tenga el doble de los biberones que el bebé recibe al día. Esto da la oportunidad de tener suficientes biberones, tanto para alimentar al infante, como para la extracción de la leche. Otras personas recomiendan extraerse directamente al biberón que el infante va a recibir luego (esto funciona con biberones que son compatibles con la máquina de extracción).

Fundas de almacenamiento—se recomienda que se utilicen fundas de almacenamiento específicamente diseñadas para almacenar la leche humana. Hay algunas fundas en el mercado que permiten a la persona extraer directamente a la funda.

Cobertor de Lactancia—esto permite que la persona se pueda extraer la leche en público, y no ser esclava de tener que extraerse solo en casa, en un salón de lactancia o en un baño público (este último no es recomendable, ya que el baño no es un lugar higiénico). Estos cobertores permiten que la persona pueda ver su equipo de extracción, pudiéndose ajustar el equipo según sea necesario hacerlo.

Toallitas de limpieza—existen en el mercado diferentes marcas de toallitas de limpieza, específicas para limpiar el equipo de extracción si no se tiene agua ni jabón a la mano.

Productos galactagogos—muchas personas que se extraen leche mencionan que este tipo de productos los ayudo tanto a crear la producción de leche, como a mantenerla. Galactagogo significa que tiene el potencial de ayudar a aumentar la producción de leche junto con el vaciamiento frecuente de los pechos, ya sea por el bebé o por la extracción de leche.

Ungüento para los pezones—aun con la máquina de extracción, algunas personas tienen mucha sensibilidad y molestias en los pezones. Muchas mencionan que utilizar ungüento específico para los pezones les fue de gran ayuda al comienzo, en los que los pezones se acostumbraban a la succión de la máquina.

Lo que se debe conocer antes de extraer la leche

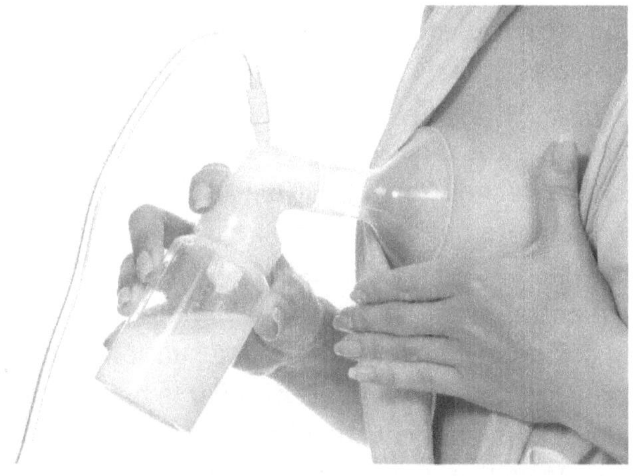

Para empezar, lo primero que debe tener claro es que **la cantidad de leche que se extrae NO es la cantidad de leche que el bebé toma directamente al pecho cuando lacta** (tampoco mide la producción de leche). Es decir, que mientras que me pude extraer ½ onza (15 mL), el bebé por otra parte puede haber tomado 2 onzas (60 mL) cuando está directamente en el pecho. Esto sucede debido a que la succión del bebé es mucho más efectiva que la succión de una máquina de extracción. Por eso, cuando una lactante pregunta *"¿Qué puedo hacer para aumentar mi producción?"*, en la mayoría de los casos se le puede responder *"Lacta más!"* Ahora, si se está haciendo el banco de leche, y la persona se extrae la leche luego de que el bebé haya lactado, la persona lactante debe tener en cuenta que la cantidad que se extrae, por más mínima que sea, es algo positivo, ya que la leche que se extrae luego de la tetada (alimentación) es la leche que en cierto sentido "sobra".

Algo que también ayuda cuando se va a extraer la leche es el **estimular una bajada de leche**. La bajada de leche no es en nada parecida a como cuando abrimos el grifo de agua, y sale el agua fluyendo. Por eso muchas veces escuchamos decir *"No me salió nada"*. Es importante reconocer que esto NO significa que no se está produciendo leche. Para que la extracción de leche sea efectiva, primero hay que estimular la bajada de la leche. A algunas lactantes les funciona el pegarse al infante en un pecho mientras se extrae del otro. También hay máquinas de extracción que comienzan con una succión "especial" que "masajea" el pecho, para estimular la bajada de la leche. Se recomienda mucho el colocarse compresas tibias en los pechos antes de la extracción; tomar una cucharadita de agua de azahar o una taza de infusión de manzanilla antes de la extracción con el fin de relajarse; mirar fotos o ver videos del bebé; escuchar grabaciones de la voz del bebé o de agua corriendo; etc.

¡Es normal extraerse poca cantidad las primeras veces! Por lo general, cuando se comienza a extraer la leche de forma más regular, la persona comienza a notar que se extrae cada vez más cantidad. **Si se remueve la leche de los pechos con regularidad los pechos producirán más leche.** Hay que recordar que los pechos producen leche todo el tiempo. A algunas lactantes les preocupa el que si se extraen leche no quedará leche para su bebé. ¡Todo lo contrario! ¡Al combinar la lactancia y la extracción de leche, se le da la señal a los pechos para que produzcan aún más leche!

La cantidad de leche que se extrae varía a través del día, como también de las horas; y puede variar hasta de día a día. Es común ver que quizás la persona se extrajo 2 onzas

(60 mL) en la mañana, y luego 1 onza (30 mL) en la tarde. A veces cuando la persona esta cansada o estresada, esta se extrae menos cantidad de leche que cuando esta relajada y contenta. También hay que tener en cuenta que habrá días "buenos" donde se extrae mucha leche; y días "no tan buenos", donde se extrae menos cantidad. ¡Lo importante es no desanimarse cuando esto sucede, ya que lo importante realmente es que sea cual sea la cantidad, se le está proveyendo al infante la mejor leche del mundo!

Otra cosa que hay que tener en mente es el **NO congelar la leche que se extrae de inmediato**. Es bien importante dejar esa leche extraída enfriar en el refrigerador antes de pasarla al congelador. El problema de congelar la leche inmediatamente es la **lipasa**. La lipasa es una enzima que está presente en la leche humana. A veces, si se congela la leche muy rápido, la lipasa puede afectar el olor y el sabor de la leche, haciendo que el infante se niegue a tomarla. Hay casos que, aun siguiendo bien el manejo de la leche, la leche humana comienza a oler y saber mal. Estaremos hablando de esto más adelante.

NOTA: También hay personas que dicen todo lo contrario en cuanto a la lipasa. Que hay que enfriar la leche de inmediato para que esto no ocurra.

Para poder extraer efectivamente la leche es importante que **escoger bien el tamaño de la copa de la máquina de extracción**. La mayoría de las máquinas de extracción vienen con una copa tamaño estándar (24 mm). Sin embargo, no se puede asumir que ese es el tamaño para todas las personas. Hay diferentes graficas que ayudan a determinar el tamaño correcto de la copa de la máquina de extracción. Pero aparte de estas gráficas, es mucho más importante el fijarse como se mueve el pezón dentro de la copa cuando se utiliza la máquina de extracción. El utilizar la copa correcta no solo hace la extracción mucho más cómoda, sino que también puede hacer que aumente hasta un 20% de la cantidad de leche que se extrae.

El **escoger una buena máquina de extracción** es de suma importancia. Si se va a lactar y trabajar, es importante que se tenga una máquina de uso personal, de calidad de hospital, que sea portátil y fácil de manejar. Y aun cuando se cuente con una buena máquina de extracción, es importante que también **se conozcan las técnicas de extracción manual** (extracción con las manos). Muchas lactantes han encontrado que se extraen más cantidad de leche cuando se extraen con las manos luego de haber terminado de extraerse con la máquina de extracción. Por otra parte, el conocer como extraerse la leche con las manos es útil, ya sea por si algún día se olvida en casa la máquina de extracción o algunas de sus partes, o por si no hay electricidad.

Por último, si se va a lactar y trabajar, **es necesario ser consistente, perseverante y disciplinada con las extracciones de leche**. Cuando se lacta y trabaja, la extracción de leche debe ser parte de la rutina diaria en los días de trabajo. Muchas lactantes dicen tener una relación de "amor y odio" con sus máquinas de extracción. Esto es normal. El tener que extraerse la leche puede ser una tarea aburrida. ¡Pero hay que tener en mente de esta manera se le está proveyendo al bebé la mejor nutrición del mundo!

Comenzando a extraerse la leche

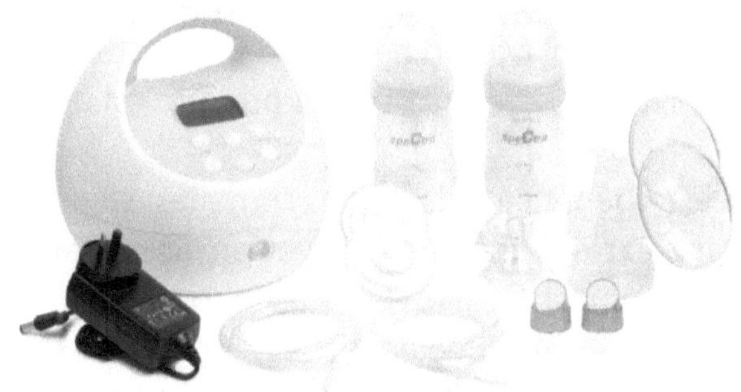

Una vez la persona tiene la máquina de extracción, se puede comenzar a extraerte leche cuando así lo desee. Hay personas que recomiendan evitar la extracción de leche durante las primeras semanas del bebé. Pero la realidad es que muchas veces, especialmente en las primeras dos semanas, es útil utilizar la máquina de extracción, especialmente para aliviar la congestión y llenura de los pechos. Sin embargo, el extraerse la leche no quiere decir que inmediatamente se le va a introducir el biberón al bebé. Hay que recordar que el momento ideal para introducir el biberón es entre cuarta y sexta semana del infante, para así evitar la confusión de mamadera.

Si se va a lactar y trabajar, es importante familiarizarse con el proceso de extracción de leche. Se ha encontrado que el mejor momento del día para extraerse la leche es en las mañanas, inmediatamente luego de lactar al bebé (asegurándose primero de que el infante está satisfecho). Esto le da la idea al cuerpo de que se está lactando a trillizos, y ayuda a crear una buena producción de leche.

Una vez el bebé tenga más de dos semanas, se puede comenzar a extraer una que otra vez en las mañanas, luego de haber lactado al bebé; y así poco a poco comenzar a crear el banco de leche para cuando se retorne al trabajo. Se recomienda crear un banco de leche de alrededor de 60 onzas (1,800 mL), que sirva de reserva o "cuenta de ahorro" una vez se retorne al trabajo.

Hay que recordar que las primeras veces que la persona comienza a extraerse la leche, por lo general lo que extrae es muy poco. Esto es normal y natural. La producción de leche es creada por el cuerpo de la lactante solo para alimentar a su bebé (o "bebés" en caso de múltiples). La producción de leche es para satisfacer las necesidades del infante y no de una máquina de extracción. Pero al extraerse la leche justo luego de que el bebé lacte, se da la señal al cuerpo de que produzca aún mucho más leche, aumentando la producción poco a poco.

Al extraerse la leche justo después que el bebé lacta, se le da la señal al cuerpo de que se necesita producir más leche. Y aún si la persona se extrae la leche y no sale mucho (o no sale nada), como quiera es beneficioso, ya que prácticamente se está "colocando una orden" de leche al cuerpo para que produzca más.

En unos cuantos días la persona le toma el paso a este proceso de extracción de leche con máquina. Puede que hasta se preocupe de que no producirá lo suficiente. Sin embargo, con el tiempo aprenderá a manejar como toda una profesional la máquina de extracción, como controlar la rapidez y el vacío para extraerse más leche en menos tiempo, y a relajarse durante los periodos de extracción.

El mejor momento para comenzar a extraerse la leche

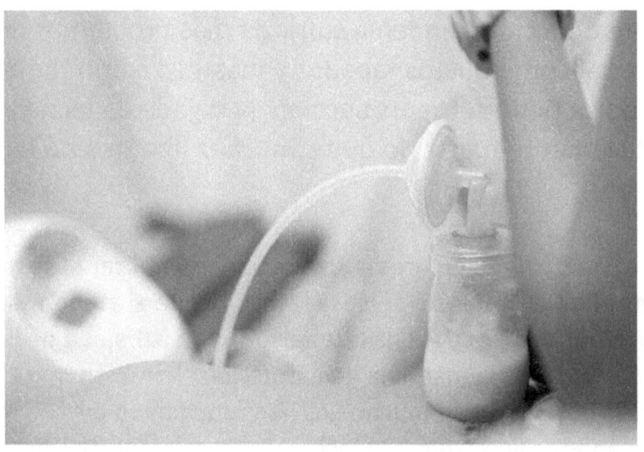

Las mismas lactantes que han logrado exitosamente lactar y trabajar son las que pueden decir cuando es mejor momento para comenzar a extraerse la leche. La mayoría de las lactantes recomiendan comenzar lo más pronto posible, y no más tarde de cuatro semanas antes de volver a trabajar (muchos profesionales de la lactancia recomiendan comenzar el banco dos semanas antes de retornar a trabajar, lo que muchas lactantes en la práctica dicen que es muy poco tiempo para hacer un banco de leche).

Algunos no recomiendan comenzar a extraerse la leche, a menos que sea necesario (bebé hospitalizado, bebé no acepta el pecho, congestión en los senos, etc.) antes de las primeras dos semanas de vida del bebé. Esto es debido a que se les considera a estas primeras dos semanas del bebé como una **fase de calibración de la producción de leche**. Si se comienza a extraer la leche, combinado con amamantar al infante en estas primeras dos semanas, se puede crear una **sobreproducción**. Mientras que esto puede sonar "súper", hay que tener en cuenta que esto no necesariamente es algo bueno. Las lactantes con sobreproducción tienden a sufrir de más problemas de lactancia, como ductos tapados y mastitis; como también, cuando se tiene sobreproducción, la bajada de leche es excesivamente fuerte, lo que a muchos infantes no le gusta.

NOTA: A muchas lactantes le ha funcionado utilizar el **sostén "manos libres"** para extraerse la leche, ya que al atender a su bebé mientras se extraen la leche ayuda con la bajada de leche cuando se utiliza la máquina de extracción. También, para aquellas que goterean mucho, les han funcionado los **caparazones que recogen la leche**, y el **recolector de silicona siempre** y cuando pasen la leche a un envase limpio en un tiempo razonable, para evitar que la leche se dañe o contamine.

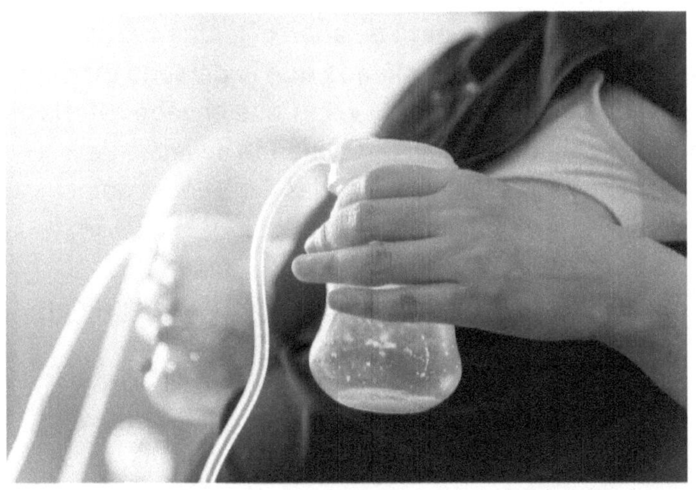

La extracción de leche es de suma importancia para mantener la producción de leche en casos donde la pareja lactante se encuentra separada, ya sea por enfermedad, hospitalización, trabajo, estudios, viajes, etc. o cuando por alguna razón el infante no está aceptando el pecho o cuando la succión del bebé no es adecuada. Cualquiera que sea la razón por la que la persona necesite extraerse la leche, compartiremos las preguntas más frecuentes, junto con consejos de utilidad, para ayudar a crear o mantener la producción de leche a través de la máquina de extracción.

¿Cuán frecuente se debe extraer la leche? Cuando se está en el hogar en tiempo de maternidad y se desea comenzar a crear el banco de leche, si se cuenta con suficiente tiempo (¡NO dos semanas antes, como recomiendan algunos!) con extraerse una vez al día es suficiente. Por ejemplo, si la persona tiene 30 días para incorporarse a su trabajo, y extrae una vez al día 2 onzas (60 mL), en 30 días tendrá las 60 onzas (1,800 mL), lo cual muchos sugieren que es la cantidad "ideal" que tenga un banco de leche (la cuenta de reserva o "cuenta de ahorro"). Una vez se retorne al trabajo, **se recomienda que la persona extraiga la leche la misma cantidad de veces que el bebé estaría lactando al pecho**. Por eso la extracción de leche de 3 veces al día no va de acuerdo con las 4 o 5 veces que el bebé se alimentará en el lugar de cuido.

<u>Algunas sugerencias para lograr el balance serían:</u>

Si el infante come cada dos horas, pero solo se puede extraer la leche en el trabajo tan solo 3 veces, entonces la persona puede considerar estimularse los pechos más de 15 minutos, para así dar la señal al cuerpo de que se necesita producir más leche.

Otra sugerencia sería extraerse la leche justo antes de entrar a trabajar y luego de salir del trabajo; de forma que se estaría extrayendo unas 5 veces.

¿Cuánto tiempo debe tomar la extracción de leche? Lo ideal es que la persona se extraiga la leche lo suficiente, hasta que no salga ni una gota más. Pero, en caso de que se está tratando de aumentar la producción de leche, entonces se recomienda mantenerse estimulando los pechos con la máquina de extracción por varios minutos adicionales, aun cuando pase tiempo sin que salga nada. El promedio de extracción para la mayoría de las personas es de 15 minutos en total (no hay ningún daño si se extrae más de este tiempo, siempre y cuando la succión no sea excesiva).

¿Cómo se gradúa la velocidad y la succión de la máquina de extracción? Contrario a las creencias populares, una máquina de extracción no te tiene que succionar exageradamente para extraer la leche de los pechos. Por lo general, una succión demasiado fuerte no significa que se extraerá mucha más leche. Una succión demasiado fuerte lo que sí puede significar es **DOLOR y DAÑO A LOS PECHOS**. Por otra parte, hay que tener en cuenta el vacío que crea la máquina de extracción. En un bebé esto se llamaría "succión negativa" (cuando succiona) y "succión positiva" (cuando el infante "ordeña" el pecho con la lengua). Lo que se recomienda a las lactantes es que siempre comiencen en menos succión, y dejen esta succión en lo que la máquina succiona al menos unas 30 veces (alrededor de un minuto). Se recomienda que la succión de la máquina de extracción sea lo más parecida a la succión del infante, que por lo general, es **mínima**.

Orejitas para la extracción de leche

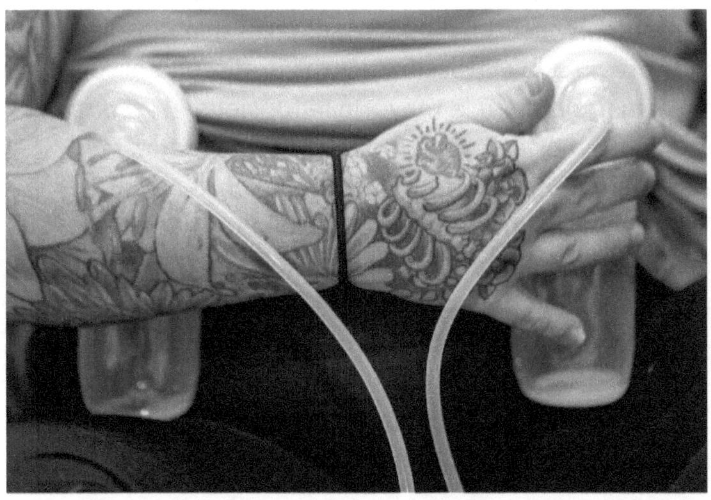

Cuando se extrae la leche, sirve de gran ayuda seleccionar
un lugar cómodo y que ayude a relajarse lo suficiente para
el proceso de extracción. Lo ideal es contar con una buena
silla o sillón que provea suficiente apoyo tanto para los
brazos como para la espalda (si solo se cuenta con una silla
sin brazos, algunas lactantes utilizan entonces las
almohadas para lactar durante la extracción). Es de gran
ayuda el levantar las piernas durante la sesión de
extracción, ya sea con una banqueta, o levantando los pies
en otra silla. La habitación no debe estar ni muy fría ni
muy caliente. De igual forma, ayuda el merendar algo
antes de la sesión de extracción (se puede aprovechar y
merendar alimentos con potencial galactagogo, que
ayuden a la producción, como una ensalada verde, avena,
barras de avena, refresco de avena, nueces, mantequilla
de maní, pizza, etc.).

A algunas lactantes les ayuda mucho escuchar música o tener una foto del infante cerca. Aunque no es sumamente necesario, algunas lactantes dan masajes a sus pechos previo a la extracción. Otras prefieren aplicar calor. Sin embargo, a la mayoría le funciona el respirar profundo (lo más aire que quepa en los pulmones) y liberar el aire lentamente, una vez comienzan a extraer la leche. Muchas lactantes utilizan productos naturales, conocidos como **galactagogos**, que ayudan grandemente con la producción de leche. De la extracción resultar dolorosa, algo raro está pasando—o se está utilizando la máquina de extracción incorrectamente, se están utilizando el tamaño de copas incorrecto, o la máquina de extracción no es de buena calidad.

Por último, no se debe pensar que la cantidad de leche que se extrae es la cantidad real de lo que se produce. Hay que tener en cuenta que la máquina de extracción es una máquina, cuya capacidad mayor es la "succión negativa". El infante al lactar al pecho utiliza tanto la succión negativa como la positiva (cuando "ordeña" el pecho con la lengua), teniendo así la capacidad de extraer mucho más que cualquier máquina de extracción.

Orejitas para aquellas que se extraen leche a la hora de trabajo

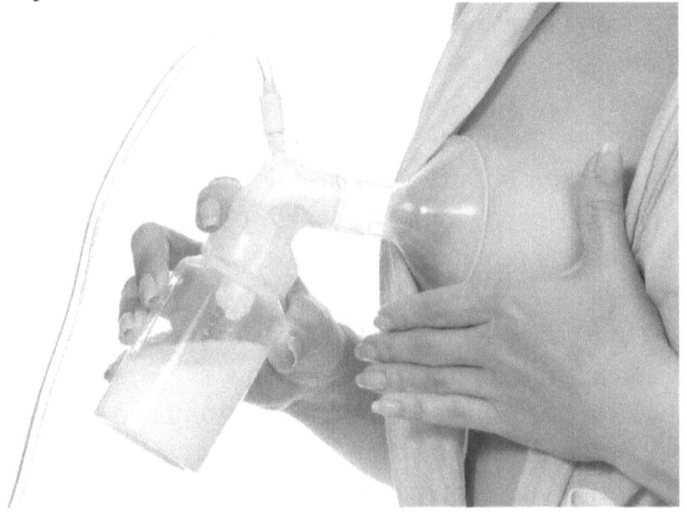

Las lactantes que trabajan dependen mayormente de la máquina de extracción para alimentar a sus infantes; y es usual escuchar que estas establecen una **relación de amor y odio** con su máquina de extracción. Entre los consejos que ayudan a que la máquina de extracción sea considerada como un aliado a la lactancia están:

Escoger una buena máquina de extracción que llene las necesidades—Si se lacta y trabaja a tiempo completo, es importante que se cuente con una buena máquina de extracción. El invertir en una buena máquina de extracción vale la pena para la persona que lacta y trabaja, ya que ayuda mantener una buena producción de leche.

Decidir si es conveniente el rentar o comprar una máquina de extracción—Si se decide por una máquina de extracción de las que están para la renta, ya que en algunos casos son mucho más poderosas que las que hay para la venta, se puede considerar compartirla con otra persona que lacte en el trabajo (y así compartir el gasto de renta). Lo importante en el caso de que se comparta la máquina de extracción rentada, es que cada persona cuente con su propio equipo de extracción personal.

Crear una rutina—Muchas lactantes notan que si se extraen a la misma hora todos los días, se extraen más leche. Eso es porque el cuerpo se acostumbra a tener la bajada de leche a la misma hora todos los días. La persona puede observar en que momentos por lo general tiene más leche durante el día de trabajo, para que sea en esos momentos en que se extraiga la leche.

Si la producción de leche disminuye, se recomienda añadir otra sesión más de extracción durante el horario de trabajo—El añadir sesiones de extracción durante un par de días ayuda a aumentar la producción de leche. Es normal que la producción disminuya cuando se trabaja; esto es debido a la fatiga, mezclado con el estrés del trabajo. Al aumentar las sesiones de extracción, se aumenta la producción (al igual que sucede cuando el infante pasa por etapas de crecimiento). Si se continúa teniendo problemas con la producción de leche, se recomienda ponerse en contacto con una consultora de lactancia IBCLC, u otro profesional de lactancia.

Si la persona no utiliza la máquina de extracción en casa, esta se debe dejar en el lugar de trabajo—Sin embargo, muchas lactantes sí utilizan la máquina de extracción mientras viajan en auto (de casa al trabajo o del trabajo a la casa). Si la distancia del trabajo al hogar es larga, se puede aprovechar y extraerse la leche durante el viaje. Esto es fácil, en especial si se cuenta con un sostén "manos libres" para extraerse la leche, y un adaptador de electricidad para poderse extraer leche en el auto.

Asegurar el tener almacenada una buena reserva en el banco de leche en el congelador—El tan solo preocuparse de que quizás no se tiene suficiente leche para el otro día es causa suficiente para que le baje la producción a cualquiera. Sin embargo, si se cuenta con un buen banco de leche (entre unas 60 onzas o 1800 mL más o menos), la lactante no tendrá que preocuparse si lo que se extrajo "hoy" en su lugar de trabajo no le da para "mañana". Sin embargo, hay que tener claro que el tener que recurrir al banco de leche es la **primera señal de alarma** para considerar comenzar a aumentar la producción. Es una trampa el esperar a no tener suficiente leche para entonces buscar ayuda.

Convertir el tiempo de extracción en un tiempo de relajación—Las hormonas que se liberan cuando se extrae la leche (al igual que cuando se lacta) hace sentir a la lactante refrescada y más productiva para el resto del día. Se puede escuchar música de relajación, prender una vela de aromaterapia, hacer respiraciones de relajación, o hasta apagar la luz en los momentos de extracción.

Paciencia!!!—Hay que tener en cuenta que va a tomar tiempo el acostumbrarse al ritmo de lactar, trabajar y extraerse la leche a tiempo completo.

La extracción mientras se maneja un auto

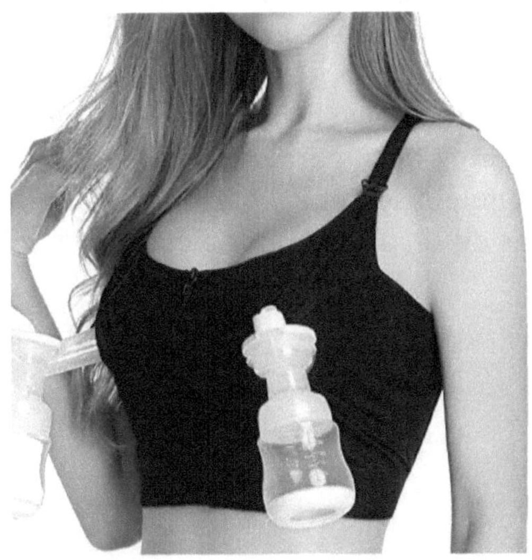

En estos casos de extraerse la leche mientras se maneja, la seguridad es lo más importante. **No se recomienda que se maneje y se extraiga la leche si la persona no se siente confiada de que lo puede hacer de forma segura, y sobre todo, legal**. Si la persona encuentra que se distrae fácilmente con la extracción, o la extracción interfiere con su movilidad, no es recomendable que se extraiga la leche simultáneamente mientras se maneja un vehículo.

Pero para quienes ya lo han practicado, el extraerse leche mientras manejan es una forma de maximizar el tiempo cuando se practica la extracción de leche y se trabaja. Muchas lo practican mientras manejan hacia su lugar de trabajo, mientras hacen diligencias junto con el infante, o mientras pasean al trotón mientras se extraen la leche.

Es importante que el equipo de extracción, es decir, sostén manos libres, copas de extracción, cobertor de lactancia, adaptador de electricidad para el auto, y la máquina de extracción, se coloque, se conecte y se encienda mientras el vehículo está estacionado, y no en movimiento. Igual para removerlo. Si hay que ajustar el equipo, se debe estacionar. El no seguir estas reglas de seguridad podría causar un accidente grave.

Como extraerse más cantidad de leche

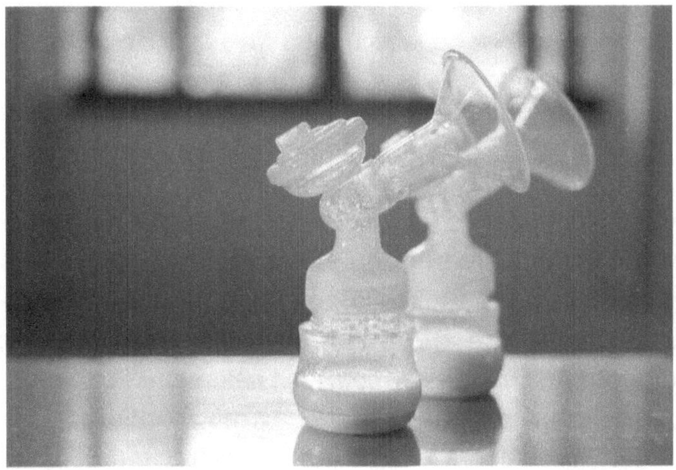

No hay mejor maestro que alguien que haya vivido la experiencia y haberla puesto en práctica. Por eso es por lo que confiamos en los consejos de aquellas lactantes que han logrado lactar y trabajar exitosamente. A muchas les ha funcionado el **provocar dos a tres bajadas de leche** durante el proceso de extracción. Algunas lo logran con la misma máquina de extracción, poniendo la máquina en el modo de "masaje". Con esto por lo general logran una segunda bajada de leche a los tres o cuatro minutos de estar en este modo.

Otras aprovechan el sostén "manos libres" para extraerse la leche, ya que mientras se extraen de un seno, pueden **dar masaje al otro seno para provocar que salga más leche**. Se recomienda masajear desde la parte de afuera del seno hacia la areola. El masaje debe ser de forma gentil.

Muchas lactantes dicen ver salir mucha más leche cuando practican el masaje durante la extracción. A muchas lactantes les funciona **extraerse la leche con las manos luego de haber usado la máquina de extracción**. También es útil masajear los pechos cuando se extraen la leche con las manos.

A muchas también le ha funcionado **extraerse más veces durante el día**, pero por periodos cortos, que el extraerse menos veces por periodos largos. El tener más sesiones de extracción de leche ayuda a producir más leche. Algunas se desaniman cuando comienzan a usar esta técnica, porque al principio puede que se extraigan menos cantidad. Pero al remover la leche más frecuente, da la señal a los pechos de producir más leche. Hay que siempre recordar la regla de oro en la lactancia...
"Mientras más se remueve la leche del pecho, mayor producción; mientras menos se remueve la leche del seno, menor producción".

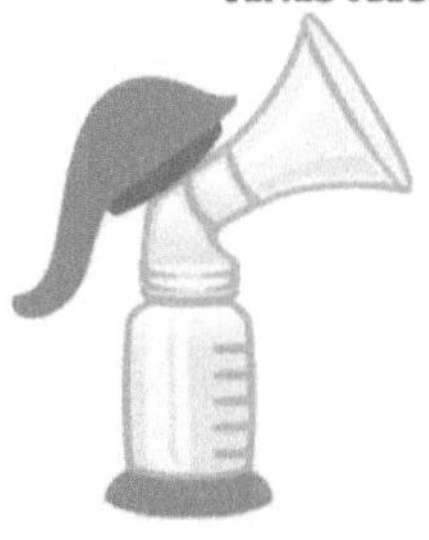
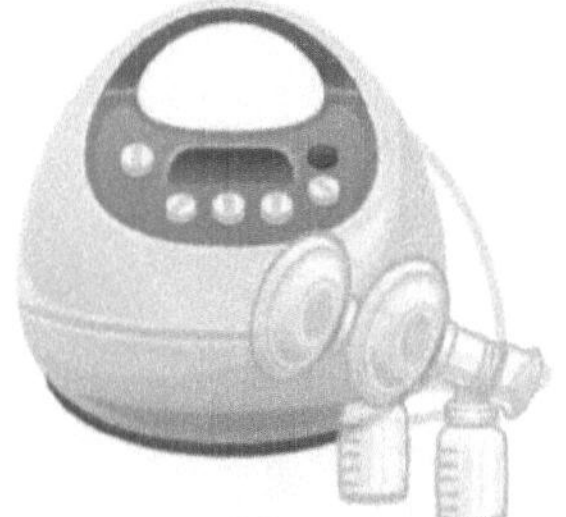

Hoy en día, con la información que se recibe a través de los medios sociales, es de conocimiento de la mayoría la técnica conocida como "**extracción poderosa**". Hay que tener en cuenta que cuando los infantes son pequeños, se pueden ver los resultados de la extracción poderosa mucho más rápido (dos a tres días) que con un infante más grandecito (que a veces puede tomar una o dos semanas para ver los resultados). Se recomienda utilizar esta técnica una o dos veces al día.

Como estimular la bajada de leche con la máquina de extracción

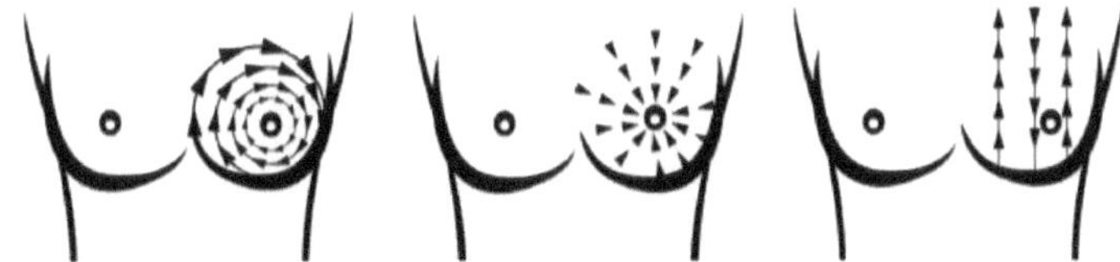

Muchas lactantes **utilizan la misma máquina de extracción para estimular la bajada de la leche.** Colocan la máquina en el modo de masaje, y así estimulan la bajada de leche. Pero no a todas les funciona, como también no todas tienen este tipo de equipo de extracción. Así que compartimos lo que les ha funcionado a otras lactantes:

Estimulación del pezón—esto consiste en "halar" levemente o masajear el pezón mientras la persona se extrae del lado contrario; o hacerlo en ambos pezones antes de la extracción. Esto ayuda, en especial cuando se está buscando una segunda bajada de leche con la máquina de extracción.

Pensar en el bebé—se pueden ver fotos o videos (o aún mejor...videos en vivo) del bebé mientras se extrae la leche. También la persona puede llevarse ropa con olor del bebé, con el mismo propósito.

Imaginar o escuchar agua cayendo—hay muchos videos y grabaciones de agua que son bien útiles a la hora de extraerse la leche.

Ingerir bebidas calientes—una infusión de manzanilla calientita antes de la extracción de leche ayuda a relajarse, y promover la bajada de leche cuando se depende de la máquina de extracción.

Compresas tibias—lo ideal sería darse una ducha tibia antes de cada extracción; pero esto es casi nunca posible en la mayoría de los casos. Sin embargo, si se puede combinar los masajes en los pechos junto con el uso de compresas tibias antes de la extracción. El calor suele ayudar a relajarse, provocando una bajada de leche.

Respiraciones profundas—igual que ayuda a relajarse durante el trabajo de parto, igual funciona a la hora de extraerse la leche. También existen aplicaciones y videos que enseñan como respirar para relajarnos.

Técnicas de Relajación durante la Extracción de Leche

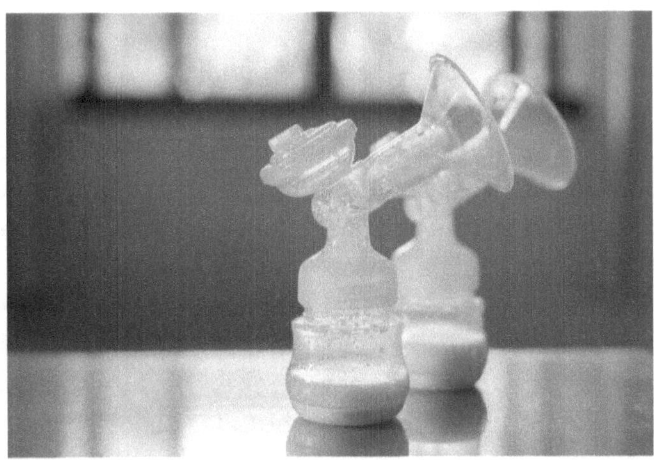

Las técnicas de relajación que usualmente enseñan en las clases de parto también se pueden utilizar positivamente, tanto para la lactancia, como para la extracción de leche.

Posicionamiento: Hay que recordar que la base de una buena relajación es la buena postura. Una buena postura consiste en sentarse derecha en su silla, hacer el **ejercicio de tensar y relajar cada parte del cuerpo**; y hasta considerar utilizar un sostén "manos libres" que sujete los biberones, para así mantenerse relajada.

Medioambiente: También hay que considerar que la música afecta nuestras emociones.

Pensar en el bebé: Cuando la pareja lactante se encuentra separada durante la mayor parte del día, es de gran ayuda para la lactante tener consigo en su lugar de trabajo algo que le acuerde de esos momentos especiales con su bebé. Para algunas será una cotita o sabanita impregnada con el olor del bebé; mientras que para otras será alguna fotografía de su bebé, o quizás una grabación de los sonidos que hace el bebé.

¡No mirar los biberones!: El estar pendiente a la cantidad de leche que cae en el biberón afecta negativamente la producción de leche, ya que influye con la bajada de leche. El estar pensando en cuantas onzas se está produciendo y cuantas onzas necesita para el infante, limita la habilidad de extracción de la mayoría de las lactantes. Por eso muchas recomiendan utilizar los cobertores de lactancia durante la extracción de leche. Es mejor aprovechar los momentos de extracción para cerrar los ojos y visualizar cascadas de leche saliendo a borbotones de los pechos.

Mantener la mente ocupada: Otra alternativa a las técnicas de relajación y visualización, pueden ser el mantenerse ocupada, continuando con el trabajo, leyendo el periódico, un buen libro, una revista, o haciendo cualquier cosa que relaje.

Manejo y Almacenamiento de Leche Humana

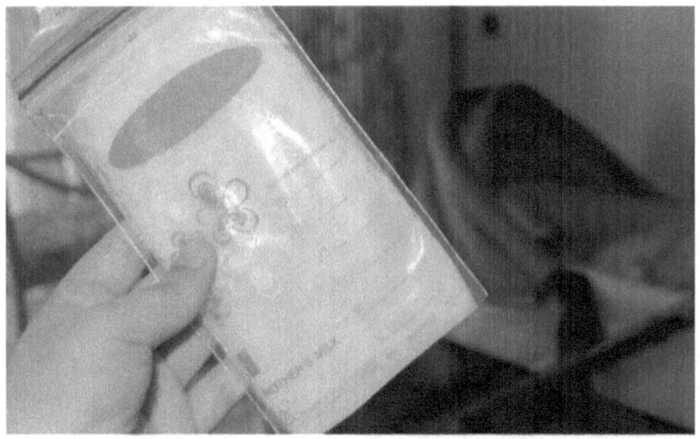

No se exagera cuando se compara la leche humana al oro. Para la persona lactante que trabaja fuera del hogar, cada gota de leche es valiosa. Es por esto por lo que hay que tratarla con sumo cuidado. También es importante que **todas las personas que van a cuidar del bebé tengan conocimiento de cómo manejar la leche.**

❖ Toda leche almacenada debe tener la fecha de extracción. Para esto, se puede adquirir un conjunto de marcadores permanentes en diferentes colores, y cada mes utilizar un color diferente. De esta manera es más fácil distinguir los diferentes meses, según el color del marcador que se utilice, en comparación a cuando se marcan las fundas de extracción con bolígrafos; ya que fuerza a leer cada envase o funda individualmente, teniendo más posibilidades de que se pierda leche porque caducó el tiempo de uso.

❖ La leche se puede almacenar en plástico (que no contenga BPA), cristal, acero inoxidable y fundas especiales. No se recomiendan las fundas para los

biberones desechables, ya que estas no están
diseñados para congelar, la leche tiende a coger mal
olor y sabor.

❖ Se recomienda que se almacene leche de 4 a 6 onzas
(120 mL a 180 mL). Hay que terne en cuenta que
cuando la mayoría retorna al trabajo (entre las 8 y 12
semanas del infante) este suele tomar más cantidad en
cada toma, que cuando es más pequeño.

❖ Por otra parte, hay personas que recomiendan que se
almacene con diferentes cantidades (desde 1 onza o 30
mL; otras de 2 onzas o 60 mL), de forma que si es
necesario completar la alimentación con más leche, no
hay que descongelar una gran cantidad de leche, que
no se va a utilizar.

❖ Se recomienda que se utilice la leche lo más fresca
posible—leche de entre 1 a 7 días que no haya sido
congelada, sino mantenida en el refrigerador.

❖ A algunas personas le funciona colocar toda la leche
que se extraen en un día en una envase con tapa. Al
otro día el cuidador puede ir ofreciendo la leche al
infante; si sobra leche al final del día, el sobrante se
puede almacenar (congelar).

❖ La leche congelada pierde **macrófagos** (un tipo de
anticuerpos) en el proceso—aun así, es mucho más
saludable para el infante que la fórmula. Algunos
recomiendan combinar leche humana congelada con
leche humana fresca (leche que no ha sido congelada),
para que de esta forma, ambas compartan los
anticuerpos.

❖ Con la leche descongelada, se debe utilizar primero la que lleva más tiempo congelada.

❖ La leche se debe descongelar bajo agua tibia o a temperatura ambiente de la llave de agua, o dentro de un envase que contenga agua tibia. **¡NUNCA EN EL MICROONDAS!** La leche humana también se puede descongelar dentro de la nevera (tarda unas 12 horas aproximadamente).

❖ Una vez la leche está descongelada se puede refrigerar, pero no se debe volver a congelar.

❖ Se pueden unir las leches que hayan sido extraídas en diferentes ocasiones, siempre y cuando se encuentren a la misma temperatura (ambas frías de nevera o a temperatura ambiente).

❖ La leche se puede tibiar debajo del grifo de agua, o dentro de una taza con agua tibia. También se puede considerar utilizar un calentador de biberón. El agua no debe estar demasiado caliente, ya que destruye los componentes inmunológicos de la leche humana. Tampoco se debe usar el microondas, ya que su uso puede provocar quemaduras en el bebé.

❖ Si sobra leche en el biberón, pero se piensa utilizar en un tiempo razonable (dentro de una hora), se puede cambiar la mamadera por una limpia; ya que una mamadera usada tuvo contacto directo con la saliva del bebé; segundo, si no se utiliza en un tiempo razonable, esta se debe descartar.

Cuando la leche almacenada huele y sabe mala

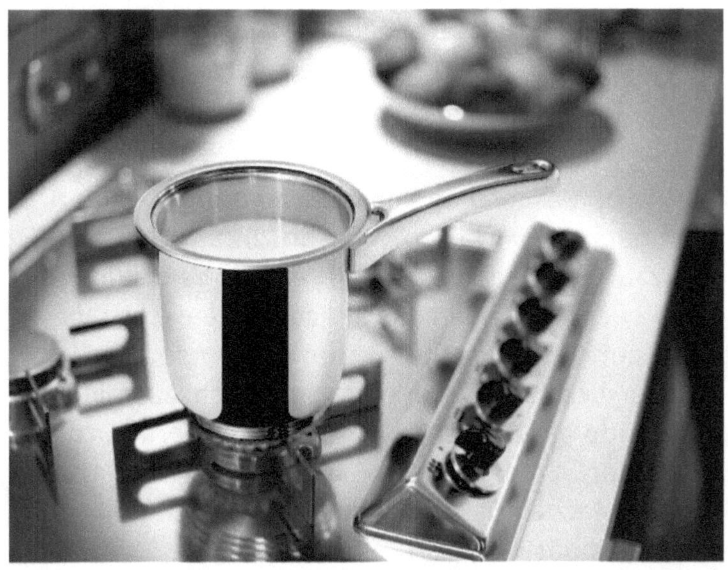

A muchas lactantes les ha sucedido que, al descongelar su leche, esta tiene un olor y un sabor horrible. Esto puede pasar debido a una enzima llamada **lipasa**. Se dice que a algunas lactantes les ha sucedido por congelar su leche demasiado rápido (aunque ahora hay personas que recomiendan todo lo contrario). Sin embargo, a otras les ocurre simplemente porque producen un exceso de lipasa. Ahora, para evitar tener que descartar el banco de leche (nadie quiere eso), se le recomienda a toda lactante que va a comenzar su banco de leche que primero haga una prueba para determinar si pueden tener este problema.

La lipasa es una encima que descompone las grasas en la leche humana, de forma que el infante digiera mejor la leche. Sin embargo, cuando la leche contiene exceso de lipasa, la grasa de la leche se descompone más rápido, haciendo que esta sepa amarga y a jabón.

Esto no sucede cuando se ofrece el pecho directamente o cuando la leche extraída se le ofrece al infante de inmediato. Solo sucede con leche que ha sido almacenada, ya sea en el refrigerador o congelador por un tiempo.

La leche con exceso de lipasa es segura para ingerir; sin embargo, por el sabor, muchos infantes la rechazan. En muchos casos los criadores o cuidadores se dan cuenta de que su leche contiene exceso de lipasa, porque el infante consume leche recién extraída sin ningún problema, pero rechaza la leche que ha sido almacenada, ya sea en refrigerador o congelador. En estos casos, se recomienda que se pruebe la leche. Si sabe amarga o a jabón, tiene exceso de lipasa.

Hay personas que prueban la leche cada hora luego de ser almacenada en el refrigerador, a ver cuándo ocurre el cambio. Esto ayuda a confirmar si el problema es exceso de lipasa, o por el contrario, es un problema o del refrigerador, o del envase o funda para el almacenamiento. También ayuda a saber cuándo es el momento perfecto para escaldar la leche.

El **escaldar la leche** (cocinar la leche) a 180 grados Fahrenheit (82 grados Celsius) es una manera de inactivar la lipasa. Luego de escaldar la leche, esta se puede enfriar y refrigerar o congelar, de forma que no adquiera el mal sabor. Sin embargo, si ya la leche tiene el sabor, esto no servirá de ayuda. Hay que tener en cuenta que el escaldar la leche disminuye algunos nutrientes y; destruye los anticuerpos de esta. Pero aun así, es mucho mejor para el infante que la leche artificial. También es útil ofrecerle la leche al infante recién extraída, para así evitar este problema; aunque para muchos esto no es una alternativa real.

Hay casos donde la persona ya cuenta con un banco de leche humana grande, cuando descubre el problema de exceso de lipasa. En estos casos, a algunas personas les ha funcionado combinar la leche con exceso de lipasa con leche recién extraída (puede ser desde un poco, a mitad y mitad) a ver si el infante la acepta de esa forma. A otras le ha funcionado añadir un poco de vainilla sin alcohol a la leche con exceso de lipasa.

Del infante no aceptar ninguna de estas alternativas, está la opción de donar la leche a un banco de leche (no todos los países cuentan con un banco de leche), o hacer jabón con la leche (hay muchas recetas disponibles en el Internet.

Formas de escaldar la leche humana

<u>Escaldando la leche humana en la estufa:</u>

1. Antes de escaldar la leche (cocinar la leche), se recomienda tener un envase profundo con un poco de agua y hielo.

2. Se vierte la leche en una cacerola; y se calienta la leche a 180 grados Fahrenheit (82 grados Celsius). Muchos utilizan un termómetro de cocinar. Otros se fijan que haya burbujas alrededor de la cacerola, pero que la leche no llegue a hervir (ebullición).

3. Una vez la leche llega a los 180 grados Fahrenheit (80 grados Celsius), se vierte con cuidado la leche a un envase (muchos utilizan una biberón de acero inoxidable). Se puede usar un embudo para transferir la leche y no perderla. Se coloca el envase ya con la leche en el agua con hielo para que enfrié, con cuidado que no se derrame.

4. Una vez la leche esta fría, se puede pasar la leche a un envase para almacenaje en el refrigerador o congelador.

<u>Escaldando la leche humana en un calentador de biberón:</u>

1. Se necesita un calentador de biberón que logre calentar la leche a 180 grados Fahrenheit (82 grados Celsius). Muchos recomiendan la marca Avent.

2. Se prepara el baño de agua con hielo.

3. Se pone la leche en una biberón (recomiendan que sea una biberón de acero inoxidable). Se puede utilizar un embudo para no perder la leche. Se coloca el biberón en el calentador de biberón.

4. Se utiliza el termómetro de alimentos dentro de la leche, hasta que esta llegue a una temperatura de 180 grados Fahrenheit (82 grados Celsius).

5. Una vez la leche llegue a la temperatura, se remueve del calentador de biberón, se tapa, y se coloca en el baño de agua fría con hielo.

6. Una vez la leche esta fría, se puede pasar la leche a un envase para almacenaje en el refrigerador o congelador.

Nota: La razón de utilizar una biberón de acero inoxidable en lugar de una de plástico o cristal, es que el biberón de acero inoxidable aguanta más los cambios de temperatura.

Limpiando las partes de la máquina de extracción

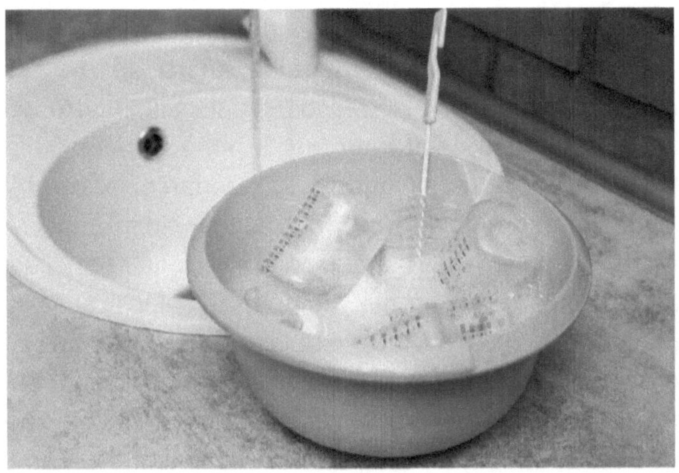

En el trabajo: A muchas lactantes se les hace difícil encontrar un lugar apropiado en el lugar de trabajo para lavar su equipo de extracción luego del uso. En estos casos se pueden considerar unas toallitas desechables que limpian y esterilizan el equipo de extracción rápidamente (están diseñadas específicamente con este propósito). La persona solo tendría que limpiar todo el equipo—biberones, copas y membranas-- con la toallita (una toallita es suficiente) y luego guárdalo en una bolsita limpia. Esto es la mejor forma de ahorrarle tiempo a una persona que lacta y trabaja.

En casa: En casa se puede lavar los biberones, copas, y membranas con jabón lavaplatos y luego esterilizarlas, ya sea en un esterilizador regular, o en el esterilizador para el microondas. Otra forma de esterilizar el equipo que ha tenido contacto con la leche sería en una máquina lavaplatos, cuya temperatura llegue a 140°F.

Los tubos o sondas: Por lo general los tubos o sondas de la máquina de extracción **NUNCA** se deben lavar, ya que disminuyen la succión de la máquina, aparte de que le dan hongos (si se ven blancos, opacos, o peor aún, negros, se deben cambiar inmediatamente). Si por alguna razón les entró leche a los tubos (sondas), se pueden dejar remojar en agua con un poco de cloro (del regular sin aromas) o mejor aún, con vinagre blanco, como por una hora. Luego enjuagarlos con agua limpia. Se podrían colocar en la máquina por unos 3 minutos, sin las copas, para que el aire de la máquina los seque. Pero si esto no funciona, entonces con un gotero se le puede echar unas gotas de alcohol para que se le vaya la condensación.

Onzas que Requiere el Infante por Toma

Peso	Tiempo Entre Alimentaciones		
	2 hrs	3 hrs	4 hrs
7 lb	1.5 oz	2 oz	3 oz
8 lb	1.5 oz	2.5 oz	3.5 oz
9 lb	2 oz	3 oz	3.7 oz
10 lb	2 oz	3 oz	4 oz
11 lb	2 oz	3.5 oz	4.5 oz
12+ lb	2.5 oz	3.7 oz	5 oz

lacted.com

Los primeros 6 meses de vida los infantes ingieren entre 25-35 onzas de leche al día (750-1035 mL)~Morbacher 2010.
También se usa la fórmula de ofrecer entre 1 oz a 1 1/2 oz de leche por hora que pasa sin alimentarse.

La cantidad aproximada de onzas que debe ingerir el infante no se determina por la edad o tiempo de este. Por mucho tiempo se ha utilizado el peso para calcular la cantidad de leche que ingiere el infante (como se ve en la tabla superior). Según la tabla, para determinar cuántas onzas debes dejar al bebé por biberón, se divide el número total de onzas que aquí te proveemos entre 8 (promedio de alimentaciones al día); esto te dará una idea del número de onzas aproximado por alimentación. Hay que tener claro que luego de los 6 meses los infantes requieren menos cantidad de leche, ya que complementan su dieta con los alimentos complementarios.

Estudios científicos recientes nos dicen que todos los infantes (no importa la edad) ingieren entre 25 a 30 onzas en un periodo de 24 horas; y que se le debe dejar 1 a 1 ½ onza por hora en que el infante no tome biberón. Por ejemplo, quizás un recién nacido tome 30 onzas al día, pero esto es contando que come bien frecuente, y cada biberón tiene poca cantidad; versus un infante mayorcito, quizás se tome mayor cantidad en el biberón, pero toma biberón menos frecuente.

NOTA: Cada persona puede utilizar la fórmula matemática que le parezca más conveniente en su situación particular.

Cuando introducir el biberón

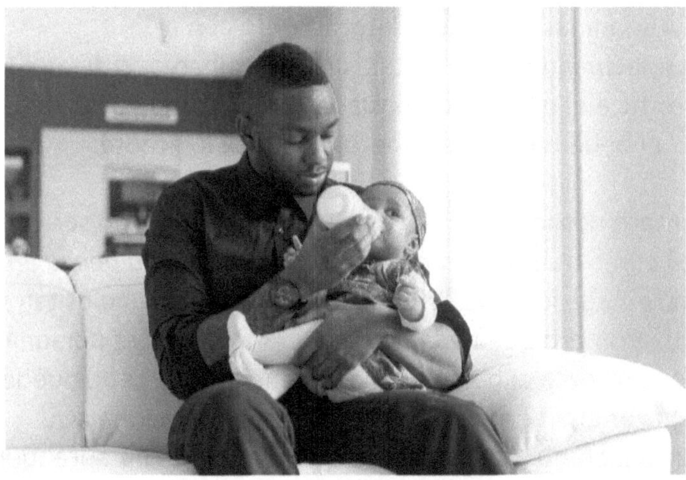

Algunos infantes toman el primer biberón como si siempre lo hubiesen usado; mientras que otros lo pelean; y si lo llegan a tomar es porque no le queda otra. Lo importante es que tengamos en cuenta que no hay una marca de biberón ideal, ni hay trucos de magia para que el bebé le guste el biberón. Al experimentar con las primeras alimentaciones con biberón se recomiendan estas guías:

Intentar con diferentes marcas de biberón hasta que se dé con una que le guste al infante. Es de suma importancia que se mantenga al infante con mamaderas de flujo lento. Las mamaderas de flujo lento son las más apropiadas para los bebés lactados, ya que, con ellas, el bebé tiene que trabajar como lo hace en el pecho al tomar el biberón. Si se introduce al bebé a una mamadera con flujo demasiado rápido, se toma el riesgo de que el bebé se sobre alimente, o peor aún, que este te rechace el pecho por la diferencia en flujo.

El mejor momento para comenzar el biberón es entre las 4 y 6 semanas de vida. Si se introduce el biberón antes de las 4 semanas, se estaría interfiriendo con el establecimiento de la lactancia. Sin embargo, si se introduce el biberón demasiado tarde, es muy probable que el bebé rechace el biberón y nunca lo acepte.

Siempre nos imaginamos que ese primer biberón será tan fácil como que *"ahora me extraigo leche, se ha hecho en el biberón y se la toma"*. Pero la realidad es que no es tan fácil. Primero que nada, lo ideal es que sea otra persona la que le ofrezca el biberón. De lo contrario, el bebé puede rechazar el biberón por completo, pues relaciona a su pareja lactante con el pecho, o simplemente no aprenderá a alimentarse con otras personas.

Es importante que cuando la otra persona le introduzca el biberón la persona lactante no esté ni en los alrededores. También es importante que por cada biberón que se le introduzca al bebé, la lactante se extraiga leche, de forma que su producción de leche se mantenga en balance con la de su bebé.

Cuando el bebé rechaza el biberón

Siempre nos imaginamos que ese primer biberón será tan fácil como que *"ahora me extraigo leche, se la hecho en el biberón y se la toma"*. Pero la realidad es que no es tan fácil. Primero que nada, lo ideal es que sea otra persona la que le ofrezca el biberón. De lo contrario, el bebé puede rechazar el biberón por completo, pues relaciona a su pareja lactante con el pecho, o simplemente no aprenderá a alimentarse con otras personas.

El mejor momento para comenzar el biberón es entre las 4 y 6 semanas de vida. Sin embargo, si se introduce el biberón demasiado tarde, es muy probable que el bebé rechace el biberón y nunca lo acepte.

<u>Si el infante pelea con el biberón, se sugieren los diferentes trucos:</u>

- ❖ **Intentar con diferentes estilos de mamaderas.** No necesariamente el biberón que esté de moda es la que le va a gustar al bebé. ¡La mejor mamadera es la que el bebé acepta, siempre y cuando sea de flujo lento!!!
- ❖ **Intentar diferentes posiciones para ofrecer la botella**—a algunos infantes le gusta que el cuidador que ofrece la botella lo sujete en la posición que la pareja lactante utiliza para lactar, pero otros prefieren alimentarse sentados, con su espalda hacia la barriga de quien lo está alimentando.
- ❖ **Trata de ofrecerle la leche a diferentes temperaturas.** ¿Quizás le guste fría de nevera, o a temperatura a ambiente, o calientita???
- ❖ **Que sea otra persona que le introduzca el biberón.** Ellos son bien inteligentes y asocian a mamá con el pecho.

Si después de todo esto, el infante continúa rechazando el biberón, se puede considerar un método alterno de alimentación; pues la realidad es que el biberón no es la única alternativa para alimentar a los bebés.

Desde el momento que nacen los bebés tienen la capacidad de tomar de tacita, igual que los adultos, pero con ayuda. También podrían tomar con cuchara, un poco a la vez (como si se le estuviesen ofreciendo sopa). También se podría con gotero o jeringuilla (sin la aguja, obviamente), goteándole poco a poco por el lado de la boca. Y si el infante es bastante grandecito, podría tomar de los vasos que vienen para trotones.

Por otra parte, existen alternativas para los "rechaza biberón" o los "100% chupa tetas":

- ❖ Que lleven al infante al lugar de trabajo a la hora de las tetadas (comidas) para su dosis de teta.
- ❖ Si el infante tiene más de 6 meses, se puede considerar sustituir algunas tetadas (alimentaciones) por alimentos complementarios; y lactar bien frecuente en los momentos en que comparte con el infante.
- ❖ Trabajar menos horas
- ❖ Trabajar desde casa

Como ayudar a que el bebé acepte el biberón

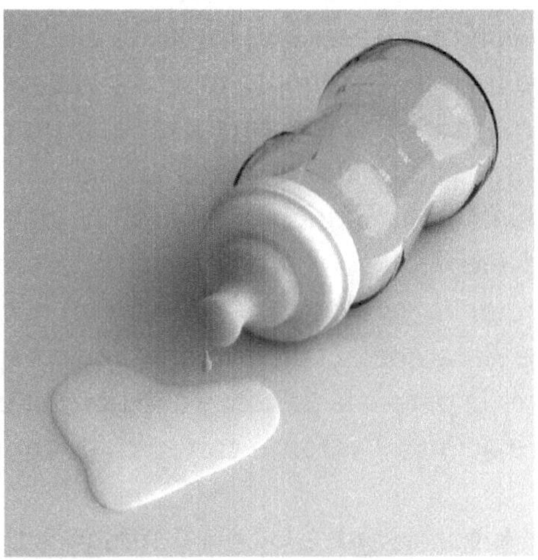

No es una sorpresa que muchos infantes, aún los recién nacidos, tengan opinión sobre como prefieren beber su leche. Y es que un biberón, con un pezón artificial, y el pecho NO ES LO MISMO. Sin embargo, muchos infantes pueden aprender a beber de el biberón cuando la lactante no se encuentre presente (siempre que la lactante este con su bebé, es preferible que le dé el pecho).

Pero ¿qué hay de cuando los bebés no aceptan el biberón? Estos son los bebés que no importa lo que le ofrezcas, el pecho para ellos es lo mejor. En estos casos lo más importante es no caer en pánico. Este problema por lo general tiene solución. No hay que renunciar al trabajo (si esta fuese la situación) como tampoco el bebé tendrá que pasar hambre mientras la pareja lactante se encuentra separada. Si uno de los consejos no funciona, entonces se intenta con otro.

Evitar ofrecer biberón hasta las 3 o 4 semanas de vida del infante. Es más fácil ayudar a que un infante amamantado tome el biberón que tratar que lograr que un infante con confusión de mamadera acepte el pecho. Cuando el infante tiene confusión de mamadera, esta puede ser la primera piedra para un destete prematuro. La responsabilidad de introducir el biberón no debe caer sobre la lactante, sino sobre otra persona, preferiblemente la persona quien lo va a cuidar el tiempo en que la pareja lactante este separada. El amamantamiento es un enlace especial entre la pareja lactante; y el biberón debe ser parte de la relación del infante con su cuidador.

Introducir el biberón entre las 4 a 6 semanas de vida. Esto no necesariamente quiere decir que el bebé debe recibir varias biberones al día, ya que esto puede interferir con la producción de leche.

Los infantes amamantados por lo general no aceptan el biberón de la lactante. Algunos ni siquiera quieren aceptar el biberón si la lactante se encuentra cerca. Por esto es por lo que se recomienda que sea otra persona quien introduzca la mamadera.

Hay que ignorar las críticas. Si el biberón se introduce demasiado temprano, usualmente este es el comienzo del destete y de problemas de lactancia.

Por lo general, se considera que el padre o criador es la persona "lógica" para introducir el biberón. Pero si el bebé no acepta el biberón, aun de otra persona, se sugiere que se intente introducir el biberón con alguien con experiencia alimentando con biberón (la persona del cuido sería ideal). Una vez el infante acepta el biberón, el papá o criador puede continuar ofreciendo biberón de vez en cuando para que practique.

Es bien importante que la persona que le está ofreciendo el biberón al infante tenga MUCHA PACIENCIA. Se necesita paciencia para descubrir las preferencias de alimentación del bebé. Se puede experimentar con varias posiciones, y diferentes mamaderas al momento de ofrecerle el biberón.

Al igual que en la lactancia, que la persona que le ofrezca el biberón al infante tenga mucho contacto con el bebé "piel a piel". Sin embargo, a algunos bebés no le gusta nada que este relacione con la lactancia al tratar de introducir el biberón; en estos casos es preferible tomar al infante en una posición que el bebé no asocie con la lactancia, como por ejemplo, sentado sobre la falda, mirando hacia el frente. También se puede caminar con el bebé mientras se trata de ofrecer el biberón (para esto es bien funcional los portabebés).

NO se debe esperar hasta que el infante este muerto de hambre para tratar de introducirle el biberón. Al igual que los adultos, tendemos a aprender mejor cuando no tenemos hambre.

Buscar una mamadera que se asemeje al pezón. Una biberón de flujo lento también tiende a ser mucho más fácil para el infante aceptar. Si el bebé no le gusta "x" mamadera, entonces se trata otra.

Se puede calentar un poco la mamadera en agua tibia. Sin embargo, también hay casos donde el infante prefiere una mamadera fría de nevera (¡hay que buscarle la vuelta y las preferencias del infante).

No se debe dejar al infante solo con el biberón. Esto es bien peligroso. El infante se puede atragantar, y si está solo, no tendrá nadie que lo ayude. Aparte de que dejar al infante solo con el biberón, promueve que se acumulen líquidos en el oído medio, promoviendo las infecciones de oído.

Por último, **hay que recordar que existen muchas alternativas a el biberón.** Los infantes pueden beber de una taza, o tomar leche de un gotero, cuchara o jeringuilla. Por otra parte, si el bebé tiene más de 6 meses e ingiere alimentos complementarios, este puede obtener los nutrientes de los alimentos, y esperar que mamá o criador llegue a casa para amamantar.

Regresando al trabajo...los días de práctica

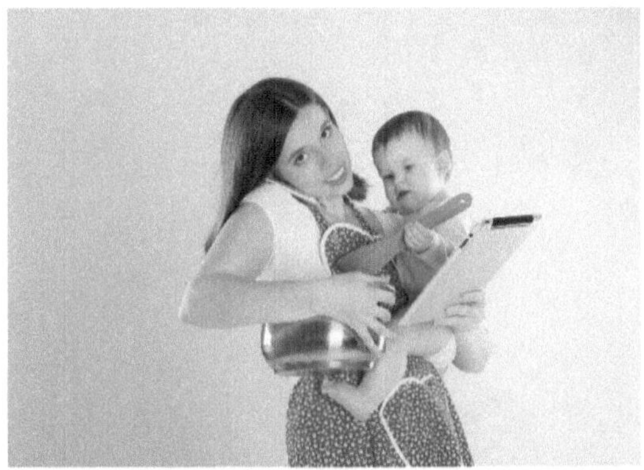

Lo ideal es que días o semanas antes de retornar al trabajo se hayan tomado uno o varios días de práctica. Eso quiere decir que el "Día de Practica" la persona se levantará como lo haría en un día de trabajo; se prepara como lo hace en su rutina diaria; se deja al infante con los biberones de leche en el lugar de cuido; y se extrae la leche durante el día, como si estuviese en el trabajo.

Se recomienda que las primeras veces que se deja al bebé "de practica", se deje quizás medio día. Poco a poco se puede "practicar" dejándolo un día entero. Con los "días de practica" el infante se acopla a las personas que lo van a cuidar, y la lactante se acopla a la rutina de "lactar y trabajar".

Al final del "día de práctica" la persona puede verificar si pudo lograr extraerse toda la leche que su bebé necesitará al otro día de cuido. Si la leche extraída no es suficiente, entonces, o se le está ofreciendo demasiada leche en el lugar de cuido, o quizás las sesiones de extracción no son suficientes (o no van a la par a la demanda del infante).

Guía para Establecer un Salón de Lactancia

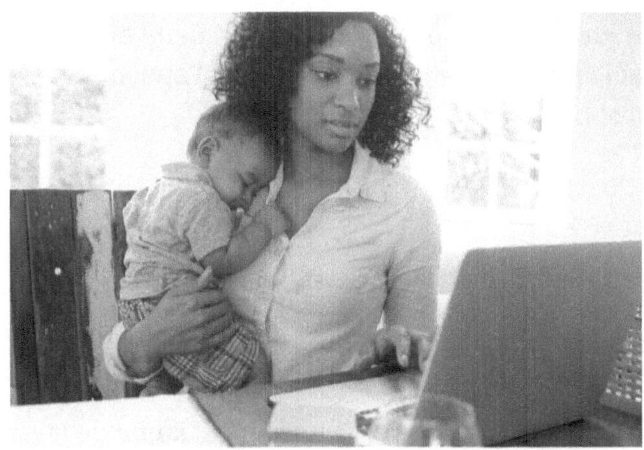

Aquellas lactantes que trabajan pueden continuar ofreciéndole a sus infantes la mejor nutrición posible...la leche humana. En condiciones óptimas, el infante es llevado al lugar del trabajo de la lactante para que lo amamante (pero no todas cuentan con este beneficio). Sin embargo, son muchas lactantes las que dependen de la máquina de extracción para proveer leche materna a sus infantes, cuando la pareja lactante se encuentra separada. a nuestros infantes este preciado líquido durante las horas en que nos encontramos separados. Con tan solo unos pequeños ajustes, podemos contar con parejas lactantes más felices y saludables.

Un programa de lactancia es más efectivo cuando se le provee a los empleados un espacio privado donde amamantar o extraerse la leche, el equipo de extracción apropiado, pero sobre todo, el apoyo del patrono y de los demás compañeros de trabajo. Tanto el patrono como los supervisores deben comprender lo importante que es la lactancia para los infantes, como también los beneficios que este acto trae consigo, no solo para la pareja lactante, sino también para el patrono. Cuando se apoya la decisión de amamantar, se aumenta la productividad de la empleada. Por otra parte, la lactancia tiene más probabilidades de ser exitosa cuando el apoyo apropiado está disponible.

Necesidades básicas para un salón de lactancia:

❖ Espacio privado (preferiblemente que cierre bajo llave).
❖ Acceso a un fregadero o lavamanos, jabón de lavar el equipo y papel toalla.
❖ Zafacón.
❖ Mesa dónde colocar el equipo de extracción.
❖ Varias sillas cómodas.
❖ Receptáculos de electricidad.

*Hay que tener claro que el baño **NO** es un lugar apropiado para la extracción de leche, ya que pone en peligro la salud del infante.

Opcional:

❖ Refrigerador
❖ Equipo de extracción eléctrico (cada empleada debe poseer su propio equipo personal).
❖ Tablero dónde colocar las fotos de los bebés.
❖ Folletos y libros que toquen el tema de la lactancia.
❖ Información sobre aquellas organizaciones que proveen consejería de lactancia.

Como mantener la producción de leche mientras se lacta y trabaja

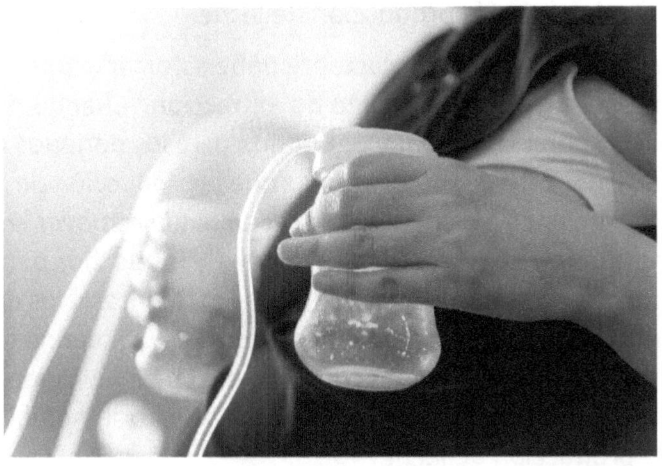

La forma más efectiva de mantener la producción de leche es siempre **lactar al bebé directamente al pecho cuando la pareja lactante está junta**. Sabemos que es bien tentador, en especial cuando se está ocupada, que otra persona alimente al infante con biberón. Y no es que no se pueda hacer ocasionalmente. Sin embargo, es más recomendable amamantar en lugar de dar una biberón, siempre que sea posible; ya que **la succión del infante es la mejor forma de mantener la producción.**

Se recomienda que toda lactante que trabaja tenga el hábito de **lactar a su bebé antes de irse a su trabajo.** El remover la leche de los pechos promueve una mayor producción de leche; aparte de que se ahorra en dejar un biberón de leche. De igual forma, **lactar al bebé tan pronto se regresa del trabajo.** Hay que tener en cuenta que la máquina de extracción no es tan eficiente removiendo la leche de los pechos como lo es el bebé. Así que si se da el pecho al infante tan pronto se llega al hogar, se está removiendo leche de los pechos, promoviendo así la producción de leche.

En el lugar de trabajo, la lactante debe esforzarse por mantener **un horario estricto de extracción**. Cuando no se sigue un horario, y no hay una rutina para los periodos de extracción, esto puede ocasionar que la producción de leche comience a disminuir. Se recomienda remover la leche con frecuencia (cada 2-3 horas) de los pechos para así mantener la producción de leche. Si los intervalos de extracción de leche son de 4 horas o más, aun cuando la persona se extraiga lo que consume el bebé en el cuido, eventualmente la lactante notara una reducción notable en la producción de leche.

Por último, **el extraerse leche una que otra vez en los días libres**, ayuda a mantener la producción de leche.

Como mantener la producción de leche para que satisfaga las necesidades del bebé

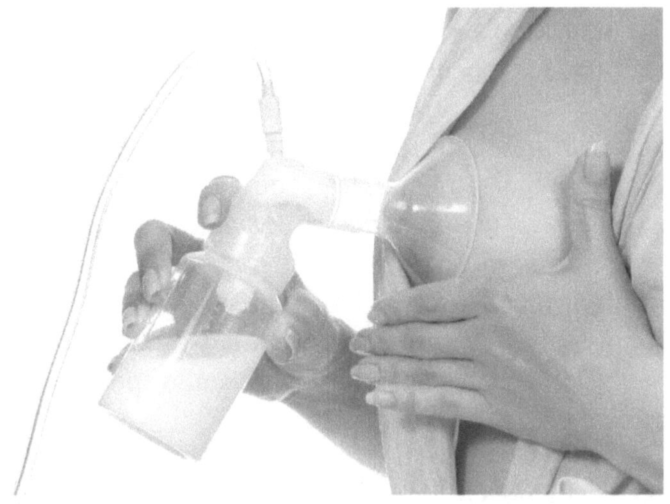

¿Cómo se puede reconocer si la producción de leche está satisfaciendo las necesidades del bebé? Si el infante está lactando, combinado con el biberón (con leche humana) al menos unas 8 veces en un periodo de 24 horas y el bebé moja al menos seis pañales y ensucia al menos dos, y gana peso con consistencia (4 onzas por semana (120 gramos) o una libra al mes (medio kilo)) de seguro esté recibiendo suficiente leche.

De no verse ninguna de estas señales, de seguro el problema no tiene que ver con la producción de leche, sino como el bebé está lactando. Una consultor de lactancia IBCLC o consejero de lactancia comunitario pueden ayudar a identificar el problema y sugerir varias soluciones.

La producción de leche es un sistema de oferta y
demanda. Sin embargo, un infante que amamanta
frecuentemente no necesariamente quiere decir que no
recibe lo suficiente. La frecuencia por lo general no tiene
que ver nada con la producción.

Es extremadamente raro la lactante que no produce leche.
Sin embargo, para algunas, la producción de leche es justo
lo que necesita; ni más ni menos. Mientras que para otras,
estas producen mucho más que lo que el infante necesita.
De igual forma, el estilo de amamantar de cada infante
varía; unos amamantan bien frecuente y otros espacian las
alimentaciones; unos amamantan de ambos pechos y
otros de un pecho por alimentación.

Lo que si es cierto es que la producción de leche de una
lactante es una producción variante; esto lo puede
atestiguar cualquier lactante que lacta y trabaja, que ve
como varia su producción durante el día.

Los sube y baja de la producción de leche.

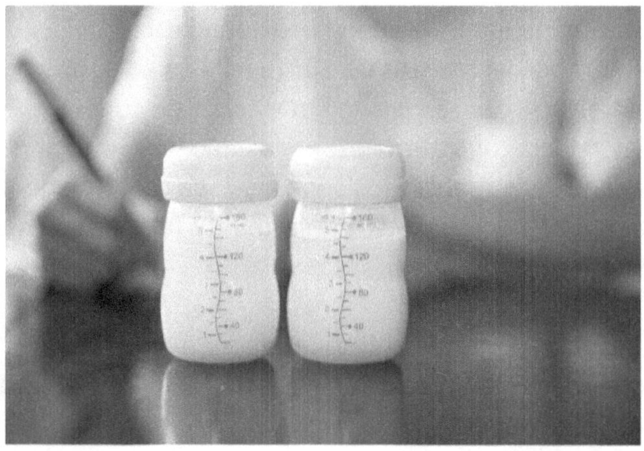

Mientras que una lactante que no se separa de su bebé apenas lo nota, los cambios en producción de leche durante el día puede ser un reto para la lactante que lacta y trabaja, que depende grandemente de una máquina de extracción y de lo que se extrae en el trabajo para nutrir a su bebé. Con el tiempo, cuando la producción de una lactante, que depende mayormente de la máquina de extracción, baja, hay casos donde es necesario considerar incrementar las sesiones de extracción a su vez, y hasta considerar consumir productos y alimentos con potencial galactagogo.

De igual forma, la producción de leche tiende a bajarle a lactantes que se encuentran con demasiadas tareas; o que, por otra parte, la leche no le dé para satisfacer las necesidades del infante, ya sea porque le estén ofreciendo demasiados biberones al infante, o en aquellos infantes que se encuentran en una etapa de crecimiento. En estas ocasiones se recomienda que cuando se esté en el hogar, se alimente al infante frecuentemente; quizás cambiando al infante con frecuencia de pecho ("tetada poderosa") de forma que los pechos se sobre estimulen y aumente la producción de leche, en conjunto con el uso de suplementos y alimentos con potencial galactagogo para aumentar la producción. Hay que tener en cuenta que ningún galactagogo aumenta por si solo la producción de leche si no se estimulan los senos, ya sea con el bebé o con la máquina de extracción, regularmente (al menos 8 veces al día).

Las creencias culturales también pueden afectar negativamente la producción de leche. Muchos piensan que un bebé "bueno" es aquel que come y duerme, y se levanta cada cuatro horas. También, nos han entrenado culturalmente que solo se alimente al infante cuando llore. Estas prácticas son desastrosas para la producción de leche, ya que interrumpen el ritmo de oferta y demanda.

Aumentando la producción de leche cuando se depende de la máquina de extracción

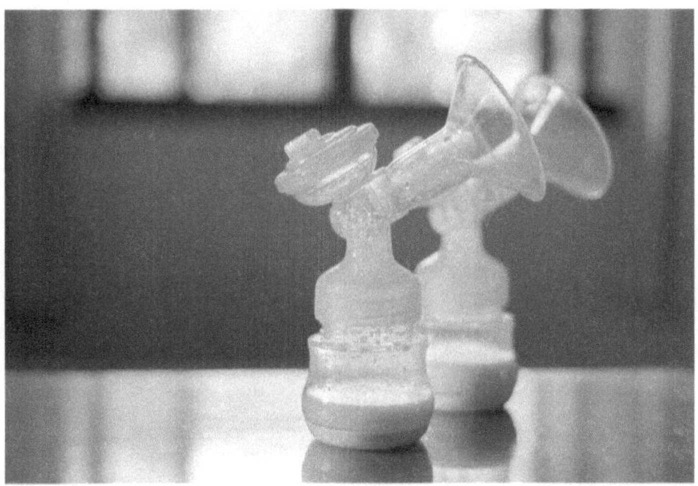

Hay muchas maneras de aumentar la producción de leche...la mayoría incluye cambios en la rutina diaria de extracción; y aunque estos tomen un poco de tiempo, suelen funcionar. Primero que nada, antes de dar como un hecho de que la producción de leche ha disminuido, se recomienda mejor evaluar la máquina de extracción. En muchos casos no es la producción de la lactante, sino problemas con la máquina de extracción, lo que causa el problema. Puede ser tan sencillo como una membrana rota o demasiado desgastada, una grieta en una de las copas, o un motor demasiado desgastado (especialmente si la máquina de extracción es de segundas manos). También hay que tener en cuenta que en el caso de las lactantes que utilizan la bomba de extracción con frecuencia, que hay que cambiar todas las piezas de uso personal con regularidad (2-4 meses).

Extraerse "hoy" lo que el bebé tomará "mañana"

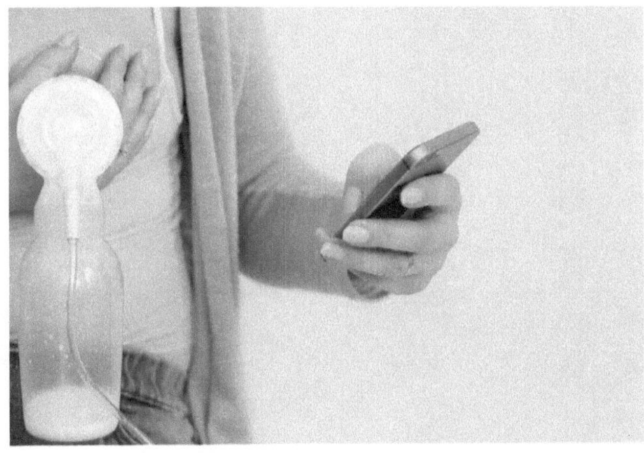

La mejor forma de mantener la producción de leche, especialmente si se lacta y trabaja, es intentar de todas las formas posibles extraerse durante las horas de trabajo lo que el bebé tomará al día siguiente; y no depender del banco de leche. Una clave de que la producción de leche está disminuyendo es cuando se comienza a utilizar el banco de leche.

Si la cantidad de leche que la persona se extrae "hoy" no es suficiente para "mañana" y tiene que comenzar a utilizar su banco de leche, se debe comenzar a trabajar en aumentar la producción de leche. Aparte de utilizar productos y alimentos con potencial galactagogo, es recomendable el permitir acceso ilimitado del infante al pecho todo el tiempo en que se está con el infante (aun en las noches). Esta estrategia funciona, ya que el infante, al tener más acceso al pecho, comenzará a demandar menos leche en su lugar de cuido. Esto puede ser agotador para la lactante; pero hay muchas estrategias que se pueden hacer para conseguir el descanso necesario.

Si se está trabajando y disminuye la producción amamante más

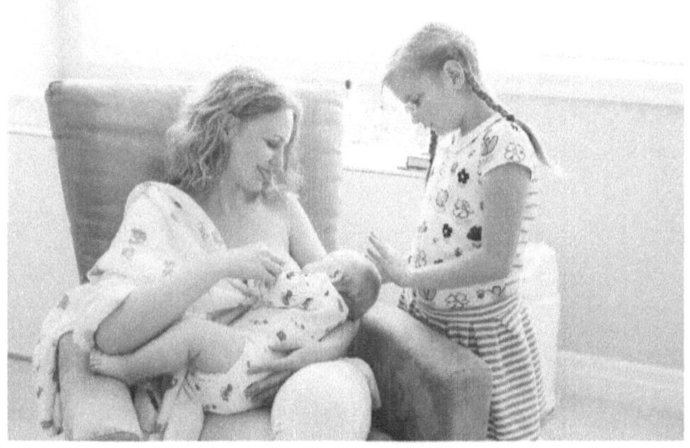

Cada alimentación que se le da al infante al pecho significa una biberón menos. Si se ofrece el pecho al bebé antes de dejarlo en su lugar de cuido (aun cuando este haya lactado 20 minutos antes en casa) significa que este no tendrá que tomar una biberón en la mañana. Otra sugerencia es pedirle a la persona de cuido que no alimente al bebé al menos en 1 ½ hora antes de que se retorne del trabajo. Con esta técnica no solo se ahorra un biberón, sino que también, las hormonas de la lactancia hacen que la lactante se relaje después de un arduo día de trabajo.

En casa, cuando la pareja lactante estén juntos, se le debe permitir al infante acceso ilimitado al pecho, tanto en las tardes como en las noches. Es de suma importancia que la familia comparta la crianza y las tareas del hogar. Para muchas personas no es muy claro que aún 6 meses después, la persona se está recuperando de un parto; por lo que necesita un cuidado especial. Las ventajas de la lactancia son demasiado importantes.

Si se está trabajando y disminuye la producción extraiga más veces

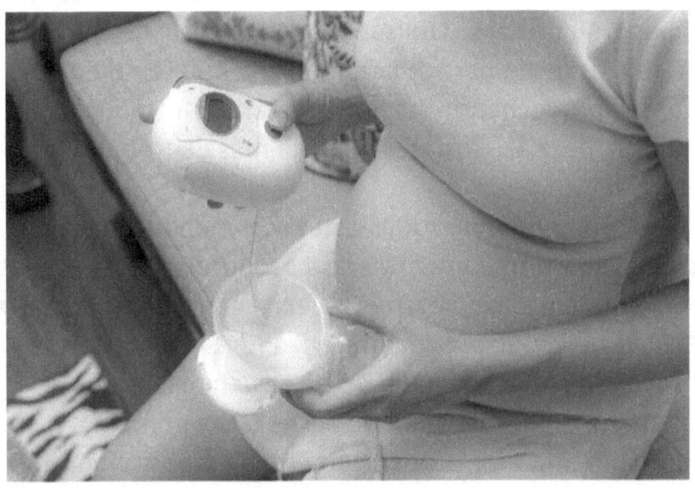

En algunas ocasiones el añadir una sección más de extracción a la rutina diaria es todo lo que se necesita para aumentar la producción. Otro consejo es aprovechar la producción de leche en las mañanas. En las noches cuando se descansa (aunque no lo parezca) el cuerpo produce una hormona llamada "**prolactina**". Esta hormona es la que hace que la producción de leche sea más abundante en las mañanas. Así que sería inteligente aprovechar esta producción, y extraerse la leche más frecuente en las mañanas.

A algunas lactantes le funciona en las mañanas la técnica de lactar al infante, tomar una ducha y extraerse la leche, o viceversa (extraerse primero, tomar una ducha después, y por último, lactar al infante). El factor que ayuda cuando se utiliza esta técnica es el tomar esa ducha; lo cual nos ayuda a relajarse y a estimular más bajadas de leche, ya sea para la máquina de extracción o para para el infante.

Tampoco se debe olvidar dar el pecho antes de dejar al infante en su lugar de cuido. Si esto no es posible, la lactante puede considerar extraerse la leche en el auto, en camino a su trabajo. Utilizando esta técnica, no solo se tendrá más leche para "mañana", sino que también se estarán aprovechando las hormonas relajantes de la lactancia, para así afrontar otro día más de trabajo.

Y si aun así, siguiendo todas estas recomendaciones, la lactante no ve un aumento en su producción, esta no debe darse por vencida. El extraerse leche con frecuencia da la señal al cuerpo de producir más leche. El mantenerse extrayendo leche, aun cuando no se ven resultados de inmediato, o no se ve nada de leche ("dry pumping"), eventualmente afecta positivamente la producción.

La extracción de leche cuando no hay electricidad o cuando ocurre un desastre natural

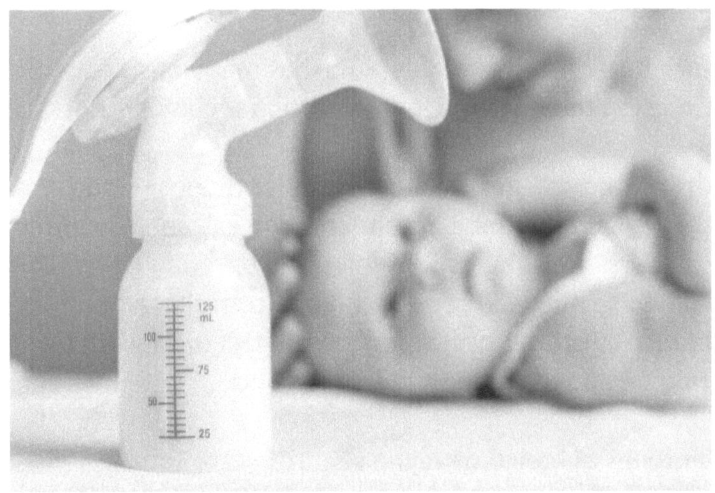

Cuando no se cuenta con electricidad por un periodo largo de tiempo (por ejemplo, durante un huracán, terremoto, o desastre creado por el hombre), la persona que practica la extracción y almacenamiento de leche humana debe planificar como continuar extrayéndose la leche, y como salvar lo más que pueda de su banco de leche, para poder alimentar a su infante.

Mantener la máquina de extracción cargada—hay máquinas de extracción que tienen una batería interna, lo cual la permite estar cargada por un tiempo (unas tres horas promedio).

Tener una máquina manual—toda persona que practica la extracción de leche debe también considerar contar con una máquina manual para casos donde no hay electricidad.

Tener un adaptador de electricidad para el automóvil—
de esta forma uno se puede extraer la leche en el
automóvil cuando no hay electricidad.

Tener baterías adicionales—muchas máquinas de
extracción tienen la opción de funcionar con baterías.

Saber cómo extraerse la leche con las manos—toda
persona lactante debe aprender como extraerse leche con
las manos. Hay videos tutoriales que enseñan como; como
también se puede aprender con una consultora de
lactancia IBCLC u otro profesional de lactancia, o en un
grupo de apoyo comunitario de lactancia.

Mantener el banco de leche seguro—para esto se
recomienda evitar abrir el congelador lo menos posible.
Esto ayuda a que la leche almacenada permanezca
congelada por más tiempo (alrededor de 48 horas). Para
prepararse de antemano, se recomienda llenar el
congelador con bolsas ziplock llenas de agua (algunas
personas utilizan globos de goma); ya que una vez
congeladas, ayudan a mantener el congelador frio por aun
más tiempo.   Una vez retorne la electricidad, si la leche
no se ha descongelado por completo, se puede volver a
congelar. De lo contrario, hay que usarla en 24 horas.
Dentro del refrigerador la leche se mantiene fría por unas
4 horas cuando no hay electricidad.

Alimentar al infante con leche recién extraída—esta es la
mejor forma de alimentar a los infantes si no hay
electricidad.   Si se va a utilizar leche almacenada, es
preferible utilizar la leche del refrigerador primero. En el
caso de la leche descongelada, hay que tener en mente
que no es recomendable descongelar la leche a

temperatura ambiente. La leche se debe descongelar en agua templada o tibia. Si fuese necesario complementar las alimentaciones con formula, hay que prepararla de manera segura para el infante. La Organización Mundial de la Salud (OMS) recomienda que la formula se prepare con agua recién hervida por dos minutos, antes de echar la leche en polvo (ya que este no es estéril); dejarla enfriar y ofrecérsela al infante de inmediato. Puede leer más sobre la alimentación segura infantil con formula en las páginas de la OMS.

¿Será baja producción o sobrealimentación?

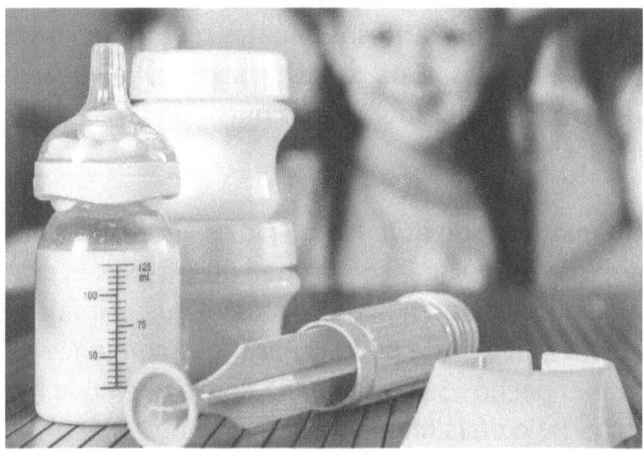

En muchos casos donde las lactantes que trabajan buscan ayuda por baja producción, cuando miramos los hechos que ellas identifican como baja producción, muchas veces este no es el caso, sino lo es el que le están dando leche de más al infante en su lugar de cuido. Estas son situaciones donde el bebé se le están ofreciendo onzas de más a las que debería tomar.

Hay que hacerle claro a la persona del cuido que no fuerce al infante a terminar todo el biberón. Si sobra leche en el biberón, es preferible que le cambie la mamadera y utilice esta leche en un tiempo razonable (1 hora aproximadamente).

Las alimentaciones pequeñas son mucho mejor para los infantes. Se recomienda enviar los biberones ya preparados en cantidades pequeñas. Hay que tener en cuenta que no se pueden comparar los infantes amamantados a los infantes de fórmula. Por lo general en los infantes amamantados se ve un patrón, en el cual se mantienen tomando la misma cantidad de leche entre los 3 y 6 meses. Al contrario, los infantes de fórmula toman cada vez más y más. Esta variación sucede, ya que la leche humana puede tener mucha más nutrición en menos cantidad.

Usar mamaderas de flujo lento. No es necesario cambiar el flujo de la mamadera con la edad del infante. El usar otro tipo de mamadera puede ayudar a que el infante se sobrealimente, y hasta podría causar que comience a rechazar el pecho. Se recomienda fijarse que no le hayan abierto el flujo de la mamadera en el cuido.

A los infantes amamantados les gusta que los carguen. Esta es otra de las formas en que se diferencian de los infantes alimentados con fórmula, en que la mayoría de estos (los de fórmula) están domesticados a que se les deje con el biberón, mientras que a los amamantados están acostumbrados a que se le cargue y se les acaricie durante las alimentaciones al pecho. No siempre que el infante amamantado llora significa que hay que darle un biberón. En algunos lugares de cuido cargan a los infantes amamantados en porteadores de bebé durante el día; permitiéndole al personal del cuido atender a los otros infantes simultáneamente.

El ciclo revertido de sueño de los bebés de las lactantes que trabajan

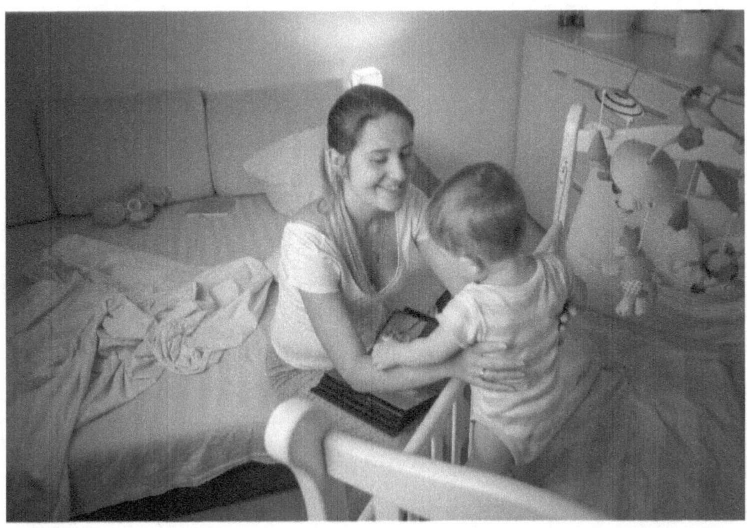

Ciclo revertido significa que el infante tiene invertido el día con la noche; es decir, el infante duerme todo el día y come más durante la noche. Esto es normal durante las primeras semanas de la mayoría de los bebé; sin embargo, cuando se trabaja fuera del hogar, el ciclo revertido tiende a ser más notable. Esto puede sonar como la peor pesadilla de cualquier persona lactante que trabaja. A nadie le gusta la idea de pasar una noche sin descanso. Sin embargo, no necesariamente tiene que ser así.

Son muchas las lactantes que trabajan que aprovechan el ciclo revertido de sus infantes, ya que, si el bebé duerme de día, esto significa menos leche que hay que dejarle— menos biberones, menos extracción, etc. Para aquellas lactantes en cuyo trabajo es casi imposible la extracción, el ciclo revertido es una bendición.

<u>Las formas de que el ciclo revertido funcione:</u>

❖ Asegurarse de que el infante lacte lo suficiente en las tardes y las noches
❖ Obtener suficiente descanso en las noches—dormir en proximidad con el infante; colecho (compartir la cama con el infante).

Con el ciclo revertido...

...el infante come más. La razón para esto es que la gran mayoría de las personas lactantes están sincronizadas con sus bebés; cuando estos se despiertan, la pareja lactante se despierta y lo amamanta. Se ha encontrado que este tipo de práctica disminuye el riesgo de muerte súbita de cuna (SIDS).

...la lactante descansa mejor. Aunque parezca increíble, la lactante descansa más al compartir el ciclo de sueño con el infante. No que, de lo contrario, el infante podría despertarse cuando el sueño de uno está más profundo, lo cual hace más difícil e incómodo despertarse, y aún más difícil e incómodo el volverse a dormir.

Muchas criadores piensan que el dormir junto con sus bebés es peligroso. Sin embargo muchos estudios científicos demuestran lo contrario. Para aquellas lactantes que duermen junto con sus bebés, que se encuentran sobrias y la superficie donde duermen es segura, los porcentajes de muerte de cuna son relativamente bajos, y sus bebés son mucho más saludables.

Son muchas las personas que en algún momento juraron nunca dormir con sus bebés, y luego, especialmente cuando tienen que volver a trabajar, descubren que la mejor forma de descansar es compartir la cama familiar.

El Cuido Amigo de la Lactancia

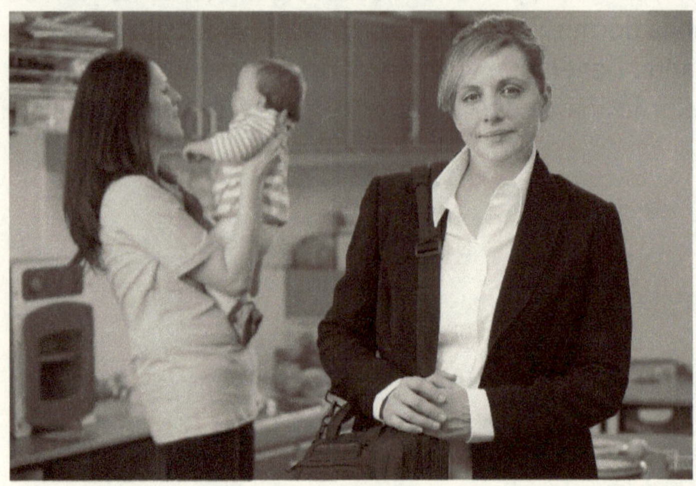

❖ El momento ideal para ir en búsqueda de un cuido para el bebé es durante el embarazo. De esta forma no se tiene que desaprovechar el valioso tiempo de la pareja lactante en búsqueda de un cuido una vez nace el bebé.

❖ Se recomienda hablarle a la persona potencial para el cuidado del infante sobre lo importante que la lactancia para uno.

❖ Si la persona que va a cuidar del infante no está familiarizada con la lactancia, lo ideal es educarla. Se puede compartir con esta literatura sobre los beneficios de la lactancia; educarle sobre el manejo apropiado de la leche humana; invitarle a una clase o grupo de apoyo dirigido a las madres o criadores que lactan y trabajan.

❖ Una vez ya el infante está en cuido, se recomienda que para simplificar el manejo de la leche, se lleven todos los biberón ya preparados y descongelados. Esto minimiza el riesgo de que utilicen el microondas para descongelar la leche. También se puede considerar llevar un calentador de biberones.

❖ Se recomienda mencionarle a la persona de cuido lo importante que es que el infante sea cargado durante "TODAS" sus alimentaciones.

Diferentes tipos de cuido para infantes

Centros de cuidos—por lo general, la mensualidad de estos cuidos puede variar entre $200+ a $1000 al mes por infante. Las ventajas que tienen los centros de cuido son que son menos costosos que tener a una persona sola cuidando al bebé en el hogar; son confiables (no cancelaran por enfermedad o compromisos); tienen buena supervisión; los infantes socializan con otros infantes; por lo general su personal está entrenado en educación temprana; y son licenciados y regulados.   Las desventajas son que las maestras tienen que cuidar de más de un infante a la vez (debe ser 1 persona por cada 3 bebés; y 1 persona por cada 4 bebés más grandecitos). Es por esto por lo que es difícil encontrar espacio para los bebés, especialmente en los cuidos buenos. Otra desventaja es que los bebés en los centros de cuido se enferman mucho, y la mayoría de los centros de cuido no aceptan al bebé cuando se enferma. También hay que fijarse que el cuido no cierre en los días feriados, y que el horario de entrada y saluda del cuido vaya de acuerdo con el horario de trabajo de los criadores.

Centros de cuido "de marquesina" o informales—por lo general, la mensualidad de estos cuidos es mucho más económica y puede variar entre $140 a $300 al mes por bebé. Lo bueno de este tipo de cuido es que la atmosfera es más parecida a la del hogar, y por lo general, no hay tantos niños como en los centros de cuido. De igual forma, no son tan costosos como los centros de cuido privados. Y lo bueno es que los niños socializan con otros niños de su edad. Al igual, son más flexibles que los centros de cuido en cuanto al horario de entregar y recoger al bebé. Sin embargo, hay que tener en mente que no son tan confiables como en los centros de cuido, ya que la persona te puede cancelar, si por ejemplo, se enferma. Tampoco la mayoría de las personas que cuidan bebés desde su casa tienen ningún entrenamiento formal (aparte del de la experiencia) en cuanto a la educación infantil. De igual forma, tampoco hay nadie que los supervise. La realidad es que la mayoría carecen de licencia.

Niñera o persona que lo cuida al infante en su propio hogar—Cuando se solicita este tipo de servicio, los criadores deben tener en cuenta que según el salario que le paguen a la niñera o cuidador, por lo general, así también será su servicio. Igual, no es apropiado pedir a la niñera o cuidador que haga otras tareas del hogar, como cocinar, lavar, limpiar, etc. Se recomienda que se pague al cuidador al menos el mínimo federal por hora de trabajo. De lo contrario, esto sería ilegal e inhumano. El costo de este tipo de servicio puede variar entre $500 y $3000 al mes. Lo bueno de este tipo de servicio es que la atención es más personalizada hacia bebé; es más conveniente para los criadores, que tener que llevar y dejar al infante en un centro de cuido a tempranas horas de la mañana; y el infante permanece en un lugar que es familiar para este. Las desventajas tienden a ser que para obtener un cuidado de calidad, hay que pagar mucho más dinero que en un centro de cuido privado. Por otra parte, se estaría dejando al infante con un cuidador, sin ninguna supervisión. El infante tampoco tendría ninguna interacción con otros bebés. Como también, la familia se expone a que la niñera no pueda cuidar del infante si se enferma, renuncia o se va de viaje.

Cuidado con Familiar—Los beneficios de este tipo de cuidado son mayormente económico, ya que muchos familiares lo hacen de gratis. Sin embargo, si se le va a pagar, de igual forma, se recomienda que se le pague el salario mínimo federal por hora. Entre los beneficios, claro está, la atención al infante será mucho más personalizada; y hay un interés genuino en el bebé; puede que el familiar comparta los mismos valores de la familia; y es mucho más económico, ya que muchos familiares suelen cuidar al infante de corazón y no por intercambio de dinero. Sin embargo, el riesgo mayor es que no hay una relación igual a la de cuando es otra persona que por paga cuida al infante. Cuando es un cuidador particular quien cuida del infante, por lo general estos suelen seguir instrucciones. Mientras, que cuando es un familiar quien cuida del infante, suelen haber muchos conflictos, como la lactancia versus la leche de formula; la introducción de alimentos complementarios; filosofía de crianza; etc. También es muy probable que el bebé no tenga ninguna interacción con otros niños. Y si el familiar está entrado en años, estos suelen tener más dificultad en manejar al bebé cuando este tenga más meses.

Escuelitas infantiles—por lo general, muchas de estas escuelitas tienden a aceptar a los infantes luego del año. Sus costos son parecidos a los de una escuela tradicional, y varían entre $150 a $700 mensuales. Lo beneficioso de estas escuelitas es que están bien reguladas; son confiables (no llamaran que no te pueden cuidar al bebé porque están enfermos o tienen un compromiso); tienen un buen currículo de enseñanza; sus maestras están adiestradas en la educación infantil; los infantes socializarán con otros infantes; y hay más actividades educativas que de las otras fuentes de cuido. Sin embargo, las desventajas son que las maestras deben cuidar a más niños que en un centro de cuido (el promedio es 1 maestra por cada 8 estudiantes). De igual forma, los niños se enferman más (y las escuelas no los aceptan cuando están enfermos), y cierran en los días feriados. Por último, las escuelas tienen un horario rígido de entrada y de salida.

<u>**Análisis de los centros de cuido diurno**</u>

Alrededor de un 30% de los infantes de criadores que trabajan asisten a centros de cuido. Si venimos a ver, los centros de cuido son el tipo de cuidado infantil más confiable, y muchas veces, más económicos que existen. Muchos, aceptan a los bebés tan temprano como las 6 semanas de vida, y muchos continúan allí, hasta quizás cuando comienzan el Kínder. Aparte de que se evitan muchas de las desventajas que traen el tener una niñera, o un familiar o un cuido de marquesina.
Lo mejor que tienen los centros de cuido es la calidad del servicio que ofrecen—son regulados, licenciados, tienen

una estructura de trabajo, y están bien supervisados. Esto siempre funciona a favor de los infantes, siempre y cuando el centro de cuido sea de alta calidad.

Los mejores centros de cuido son aquellos donde los grupos no son demasiado grandes. Se recomienda que cuando uno visite un centro de cuido, uno no se deje deslumbrar por la decoración o por los juguetes. Es mucho más importante el evaluar cómo interactúan el personal de cuido con los infantes, el número de infantes por el número de personal, el tamaño de los grupos, el espacio de los salones, y el equipo que utilizan en estos. Es por esto por lo que se debe invertir mucho tiempo en buscar un buen lugar de cuido.

La entrevista inicial con un lugar potencial de cuido

Es bien importante que se busque con tiempo y cuidado un centro de cuido; mucho antes de que realmente la persona lo necesite (si se está en gestación se recomienda que se empiecen a considerar diferentes centros alrededor de la semana 16 de gestación). Esta recomendación se ofrece, ya que muchas familias esperan demasiado, y luego no encuentran espacio para su bebé.

Se recomienda que los criadores visiten varios centros de cuido (no únicamente al que está de moda). Una visita inicial puede tomar entre 15 minutos a 1 hora. Mientras más tiempo brinden para esta cita, mucho mejor (esto son puntos adicionales para este cuido).

Otras cosas que se deben fijar es que un cuido ya
establecido (en lugar de uno nuevo) tiene más
credenciales está más sólido, tiene un reglamento claro, y
una política firme en cuanto a las horas de operación, y el
manejo de los infantes enfermos.

<u>Se sugiere que en esta entrevista inicial se hagan las
siguientes preguntas:</u>

- ❖ ¿Cuánto tiempo llevan funcionando?
- ❖ ¿Qué acreditaciones tiene el centro?
- ❖ ¿Cuánto es la capacidad de niños que tiene el centro?
- ❖ ¿Hay espacio para mi bebé?
- ❖ Si existiera una lista de espera, ¿Cuán larga es?
- ❖ ¿Qué horas trabajan?
- ❖ ¿Qué horario tienen los días feriados?
- ❖ ¿Qué días estará el centro cerrado?
- ❖ ¿Cuán flexibles son con el horario de llegada y de salida?
- ❖ ¿Cuánto es la matrícula y mensualidades?
- ❖ ¿Se ofrece descuento cuando hay más de un bebé?
- ❖ ¿Hay un cargo adicional por recoger tarde al bebé?
- ❖ ¿Tengo que continuar pagando si mi hijo no asiste porque está enfermo, o porque estamos de vacaciones?
- ❖ ¿Cómo y cuándo se debe hacer el pago?
- ❖ ¿Qué materiales ustedes suplen?
- ❖ ¿Qué materiales tengo que traer para mi bebé?
- ❖ ¿Puedo visitar el centro?
- ❖ ¿Qué se espera de mi participación como padre dentro del Centro?
- ❖ ¿Proveen reuniones para los padres?

- ❖ ¿Puedo visitar el centro antes de matricular a mi bebé?
- ❖ ¿Cómo separan a los bebés?
- ❖ ¿Cuán grande es el grupo en que estará mi bebé?
- ❖ ¿Cuántas personas adultas hay por bebé?
- ❖ ¿Cuántos empleados hay?
- ❖ ¿Qué credenciales y/o entrenamiento tiene el personal?
- ❖ ¿Tiene el personal entrenamiento en primeros auxilios y RCP?
- ❖ ¿Ofrecen actividades de juego a los bebés?
- ❖ ¿Son los juguetes apropiados para la edad?
- ❖ ¿Cuál es el itinerario durante el día?
- ❖ ¿Ven televisión?
- ❖ ¿Cómo disciplinan a los niños?
- ❖ ¿Cómo manejan un comportamiento no apropiado en un niño?
- ❖ ¿Todos los infantes están vacunados, o aceptan infantes sin vacunar?
- ❖ ¿Qué hacen si el infante está enfermo?
- ❖ ¿El personal se lava las manos antes y después de cambiar pañales y/o alimentar a los infantes?
- ❖ ¿Proveen desayuno, almuerzo y meriendas?
- ❖ De no proveerlos, ¿Qué tipo de alimentos debo traerle a mi bebé?
- ❖ ¿Alimentan a los bebés por demanda, o siguen un horario?

Señales de un buen centro de cuido

Para escoger un buen centro de cuidado infantil es necesario que los criadores sean unos buenos observadores, y que hagan muchas preguntas. Es recomendable que este proceso se hagas al menos 6 meses antes de que se vayas a necesitar (hay que tener en cuenta que muchos centros de cuido tienen una lista de espera).

Se espera que los criadores busquen en un centro de cuidado infantil las siguientes cualidades:

Buena reputación: Un buen centro de cuidado diurno para infantes debe tener una atmosfera amigable, y debe ser reconocido por muchos por su ambiente enriquecedor. Una buena sugerencia sería el pedir el nombre y número telefónico de familias con infantes en el cuido para preguntar sobre su experiencia. De esto no ser posible, se podría hacer el acercamiento a otras familias, ya sea en la mañana o a la hora de salida. Hoy en día muchas plataformas en los medios sociales uno puede encontrar comentarios sobre los diferentes centros de cuidado infantil. También los criadores deben tener en cuenta la primera impresión que te les dio el centro de cuidado infantil.

Buen reglamento: Un buen centro de cuido tiene bien establecido su reglamento, como por ejemplo, su horario de operación, como atienden las emergencias, etc. Es la única forma de saber que se está dejando al infante con personas responsables. Un centro de cuido mal organizado no debería ser para ningún bebé. Sin embargo, se dice que una señal de alerta lo es si el centro de cuidado infantil no les permite a los criadores que visiten fuera de horario o sin cita. Esto te da a entender que algo ocultan. Un buen centro de cuido desea que los criadores sean parte del centro, ayudando en las actividades, acompañando a los infantes en giras, y otros tipos de actividades.

Buen currículo: Los mejores centros de cuido tienen un currículo estructurado de actividades físicas, hora de la siesta, o de lectura, comidas, meriendas, tiempo libre, tiempo de ver televisión, etc. Es de suma importancia que las actividades sean apropiadas para la edad del infante. Un buen currículo debe estimular el desarrollo del infante, y hacer su diario vivir mucho más divertido.

Buen personal: Un personal cualificado y amoroso es la mejor ventaja que un centro de cuido infantil puede tener sobre una niñera o cuidador, o sobre el cuido en el hogar por un familiar, los cuales usualmente, no están especializados en la educación infantil. Los empleados de un centro de cuido deben tener al menos 2 años de preparación universitaria especializada en el desarrollo infantil (aunque hay centros de cuidado infantil que no exigen esto). También el personal debe estar entrenado en primeros auxilios, manejos de emergencias médicas y RCP. Una señal de alerta es si el personal no se ve alegre, o si cambian mucho de personal, ya que esto se traduce en falta de inestabilidad para el infante.

Buena limpieza y seguridad: Un buen centro de cuidado infantil debe estar limpio—el piso, las paredes y la cocina deben estar siempre limpias. Debe estar bien iluminado y ventilado, con mucho espacio (se recomiendan unos 35 pies cuadrados por infante en los adentros, y unos 75 pies cuadrados por infante en el patio). Hay que fijarse que el centro de cuido siga las reglas básicas de seguridad— juguetes en buen estado; seguridad en las ventanas, escaleras, receptáculos, etc.; los medicamentos deben estar cerrados bajo llave y fuera del alcance de los niños; debe haber detectores de humo, extinguidores de fuego y equipo de primeros auxilios.

Esté licenciado: Aunque una licencia no lo es todo, si el centro no tiene una, de seguro no es el mejor. La licencia es la mejor forma de garantizar la calidad del cuidado que recibirá el infante.

<u>**Señales de un centro de cuidado diurno malo**</u>

No es fácil para ningún criador dejar a su bebé en un centro de cuido para irse a trabajar. Es por esto por lo que no está mal que los criadores deseen el mejor cuidado posible para cuando están separados de su bebé. Se recomienda que los criadores comiencen a visitar diferentes centros de cuidado diurno infantil ya para cuando la pareja tiene 6 meses de gestación. La idea detrás de recomendar que se comience este proceso así de temprano, es que usualmente los cuidos "buenos" suelen tener una lista de espera.   En esas visitas de orientación, lo más importante es que los criadores estén bien alertas a las siguientes señales:

No tiene buena reputación: Aunque no se debe evaluar a un centro de cuidado infantil solo basándose en lo que uno ha escuchado de otros criadores (la experiencia de uno no necesariamente tiene que ser la del otro), la realidad es que si la reputación del centro en general no es muy buena entre la comunidad mejor sería buscar otro centro.

El centro no cuenta con un reglamento establecido: Las reglas son importantes. Si un centro no está claro o no cuenta con un reglamento que establezca el horario de operación o como manejan ciertas situaciones (como las emergencias), política de seguridad, etc...todo esto da a entender que tienen o están propensos a tener problemas organizacionales también.

Política de "puertas cerradas": Aunque no siempre es así, no suele ser buena señal cuando los criadores no pueden visitar libremente el centro de cuido. Esto suele ser señal de que están ocultando algo.

No cuentan con un currículo: Los niños, aún los recién nacidos, necesitan variedad y cambios durante su rutina diaria de forma que crezcan saludables. Si los bebés permanecen la mayor parte del día en un corral, columpio o cargador, o gran parte de su agenda diaria es ver televisión, este no es el mejor tipo de cuido para tu bebé.

Los juguetes no son apropiados para la edad de los infantes: Es bien importante que los juguetes sean de la edad apropiada para los infantes, y que estos no contengan ninguna parte pequeña que se pueda desprender y atragantar al bebé. Los juguetes apropiados estimulan la creatividad y la imaginación de los niños. También es bien importante que haya suficientes juguetes para que los niños no se peleen por estos.

Pobre personal: Idealmente el personal de un centro de cuido debe tener preparación educativa en cuidado infantil y en el desarrollo temprano del bebé. Aparte de esto, el personal debe ser responsable, ser entusiasta y estar bien preparado para brindar el mejor cuidado posible a los bebés. El personal también debe estar preparado en RCP y en otras técnicas de estimulación para ofrecérselas a los infantes. El personal no debe ni gritarle, ni hablarles grosero a los infantes, ni mucho menos pegarle. También el personal debe estar dispuesto a atender rápidamente al infante cuando este llora.

Facilidades sucias o con poca seguridad: En un centro de cuido todas las áreas deben estar limpias y bien mantenidas, incluyendo las áreas donde se prepara o maneja la comida, el área de los baños, el área de cambio de pañal, las paredes y los pisos. El área debe estar bien ventilada y los equipos deben estar bien mantenidos. De igual forma, los detergentes y los medicamentos deben estar fuera del alcance de los infantes. Los centros de cuido deben contar con detectores de humo, y estos deben estar bien mantenidos y funcionando. También deben tener a la mano extinguidores de fuego y el equipo de primeros auxilios.

<u>**Estableciendo una buena relación con la persona de cuido**</u>

Es de suma importancia que la relación entre los criadores y el cuidador sea cordial entre ambas partes. Para mantener esta cordialidad, es importante lo siguiente:

Recoger al infante a tiempo—Siempre van a ocurrir situaciones desprovistas. Pero si el criador encargado de buscar al infante al centro de cuido se va a tardar, este debe comunícaselo al centro de cuido o al cuidador. Hay que tener consideración que los cuidadores también tienen familia y compromisos.   Recuerda que las personas encargadas de tu bebé también tienen familias y compromisos...y si tú estás tarde, ellos también estarán tarde.

Llevar todos los documentos que solicitaron—Los centros de cuidado infantil deben tener en su poder documentos importantes de vacunas y de salud, antes de que el in fante comience en el centro. En los centros de cuido licenciados la ley les regula que tengan esta documentación al día. Es importante que si hay que ofrecerle al infante algún medicamento, que se llene la debida autorización a que se lo administren, junto con el horario en que se deben administrar.

Los problemas se deben discutir a tiempo—De esta forma se aclaran y resuelven problemas a tiempo.

Proveer todos los materiales que exigen—Por lo general los cuidos piden ropa adicional, pañales, toallitas desechables, cremas, jugos, meriendas, etc.

Informar si el infante se enferma—Los gérmenes viajan rápidamente entre los infantes. Es por esto por lo que el cuido debe saber cuándo uno de sus bebés a cargo está enfermo, de forma que se evite el contagio de los otros infantes. Es preferible que un bebé enfermo permanezca en casa y no en el cuido.

Pagar a tiempo—Es lo más justo. Todos tienen gastos, y no es justo que el centro de cuido tenga que esperar por el pago atrasado.

Plan para esos días donde no se cuenta con cuido

Cuando los criadores trabajan fuera del hogar, siempre se dará la situación en que no se cuenta con alguien para cuidar del infante; ya sea porque el infante está enfermo; es día de fiesta; el cuidador está enfermo; el cuidador está de viaje; el cuidador renuncio; etc.

¿Qué opciones se tiene en estos casos? O se busca a otra persona que solucione los arreglos de cuido a último momento; o nos tenemos que quedar en casa cuidando del infante. Por eso es por lo que, aunque se cuente con un centro de cuido o con un cuidador, aun así se recomienda tener un PLAN B:

Un familiar—lo ideal es tener a un familiar (abuela, tía, etc.) que te pueda cuidar al infante en estos días imprevistos.

Compartir el cuidado de la niñera o cuidador—A veces se tienen conocidos que tienen el servicio de niñera o familiar que le cuida a su bebé. Se puede hacer el acercamiento a ver si esta persona puede resolver en lo que se soluciona la situación. Se debe pagar a esta persona por sus servicios.

Una agencia de cuido—Hoy en día hay agencias que brindan el servicio de cuidar a los infantes o por día o por hora, lo cual es ideal para estas situaciones. Sin embargo, hay que tener en cuenta que no necesariamente cuidarán de un infante enfermo.

Buscar alternativas en la comunidad—Hay veces alguien de la iglesia, o estudiante de universidad (con bastantes horas libres) podría ser un buen recurso para cuando se necesita el PLAN B.

Quedarse en casa—Siempre habrá la situación que lo mejor es quedarse en la casa. En estos casos, la persona puede tomarse el día o de vacaciones o por enfermedad. De no tener esa opción, se puede hacer un arreglo con el patrono, de trabar desde el hogar; o quizás trabajar más horas cuando se reponga al trabajo; o trabajar el fin de semana. Otra buena alternativa sería el que uno de los criadores se quede con el infante medio día, y luego intercambiar con el otro criador en la tarde, de forma que no se afecte mucho el trabajo de nadie.

Cuando el bebé lo cuida un familiar

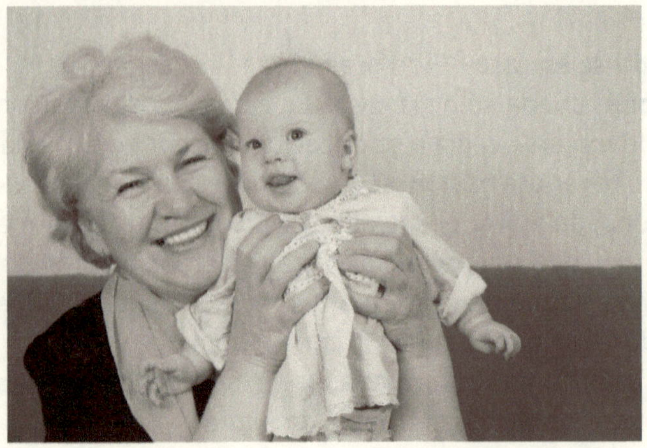

Cuando la mayoría de nosotros éramos infantes, por lo
general era un familiar el que nos cuidaba. Y muchos
criadores hoy en día tienen esa ventaja, de que sea un
familiar quien cuide de su bebé cuando estos se
encuentren en horario de trabajo. Según unas
estadísticas, alrededor de un 21% de los infantes menores
de 6 años son cuidados por algún familiar.

Somos muchos los criadores que de otra forma no
hubiesen podido retornar a su trabajo si no fuese por esta
alternativa. Y es que no para todas las familias el dejar al
infante en cuidado diurno o con un cuidador es una
alternativa, ya sea por factores económicos o
emocionales. Como también, estudios científicos
demuestran que el cuidado amoroso y atento que ofrece
un familiar es beneficioso para el desarrollo del infante.

Pero mientras que está prácticamente garantizado que la
persona que con más amor en el mundo cuidara de un

bebé es un familiar, por otra parte, también tiene sus desventajas. Por ejemplo, es más difícil establecer reglas, por ejemplo, en cuanto a la crianza. Los expertos recomiendan que desde antes de considerar al familiar como opción, si uno conoce que el modo de crianza del familiar no va con el de la familia, es mejor considerar otra alternativa, antes de hacerle el acercamiento al familiar. Esto ayuda a evitar muchos conflictos familiares.

Por último, afortunadas son aquellas familias que cuentan con un familiar, que no solo está dispuesto a cuidar de su bebé; sino que también comparte los valores y filosofía de crianza de los criadores.

Referencias

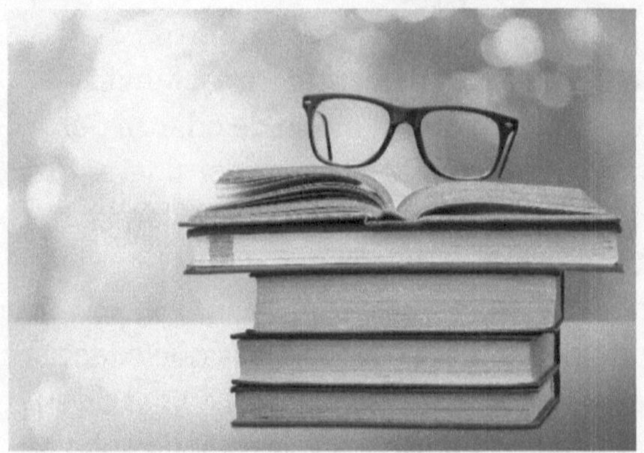

<u>Creating Supportive Breastfeeding Policies in Early Childhood Education Programs: A Qualitative Study from a Multi-Site Intervention.</u>
Matern Child Health J, Aug 13, 2016

<u>Redefining "breastfeeding" initiation and duration in the age of breastmilk pumping.</u>
Breastfeed Med, Jun 1, 2010

<u>Every mother is a working mother: breastfeeding and women's work.</u>
Int J Gynaecol Obstet, Dec 1, 1994

<u>Safe management of expressed breast milk: A systematic review.</u>
Women Birth, Jun 15, 2016

<u>Bacterial safety of flash-heated and unheated expressed breastmilk during storage.</u>
J. Trop. Pediatr., Dec 1, 2006

Oxidative status of human milk and its variations during cold storage.
Biofactors, Jan 1, 2004

Effects of storage, time, temperature, and composition of containers on biologic components of human milk.
J Hum Lact, Mar 1, 1996

Practices, predictors and consequences of expressed breast-milk feeding in healthy full-term infants.
Public Health Nutr, Oct 3, 2016

Factors influencing breastfeeding for working mothers.
Turk. J. Pediatr., Jan 1, 2002